祈る医師 祈らない医師

ホリスティック医療の明日へ

要 明雄

あうん社

祈る医師　祈らない医師

ホリスティック医療の明日へ

推薦のことば

宇宙の誕生、生命の誕生、真核生物としての出発、人類の誕生など、
はるかな歴史を経て、私達が存在しています。
からだは間違いを起こさないのに、
私達は無理をかさねて病気をつくっているように感じています。
このたび要明雄先生の本のための原稿を読んで、
一般の読者はもとより、一般の医師も、
生命の神秘を考える良い機会だと思いました。
祈る医師と祈らない医師の違いを共に学んでみましょう。
要先生の志を知り、医療・医学をもう一度考えてみましょう。

新潟大学名誉教授
医学博士　安保　徹

はじめに

ガン難民――、マスコミの作ったこの言葉が象徴するように、現代医療は多くの問題をかかえこんでいます。大事なことを置き去りにしてきたからです。

明治以降、日本の現代医療は西洋医学を中心に発展・進化したそのプロセスのなかで様々な専門科にわけられてきました。

外科の専門分野は、内分泌・消化器・胸部・心臓血管、呼吸器、脳神経・泌尿器・形成・整形外科といったように分類され、総合病院にはそれぞれの専門医がいます。内科も同様に消化器・神経・呼吸器・心療・腎臓・循環器・心臓・口腔内科といったようにわかれていますが、どれほど細部にわたって専門化して精密検査をしても〝原因不明〟の病気はなくなりません。人間のからだはパーツでできた精密機械ではなく、こころと魂をもった〝心身一如〟

の有機体であるからです。だからこそ、ガンをはじめ原因不明の病の多くも「こころ」のなかにひそんでいるわけですが、現代医療では「生活習慣病」といった曖昧な言葉でくくってしまいます。

西洋医学は身体をパーツごとに分解・分析して、病名ばかり増やし、医療関係者はその病名に対する対症療法や薬の開発にしのぎをけずる、ということをやってきました。その競争によって医療機器も発達させてきましたが、精密な分析は科学万能的な盲信となり、「こころ」の問題をどこかに置き忘れてきました。こころの病を診る「心療内科」もありますが、その専門医がもっとも大切にしなくてならない心得は、とにかく患者さんの話にじっくり耳をかたむけるということです。そのためには相当な時間がかかりますから、悪評高い「5分診療」ですますことなど心療内科では不可能です。病院経営という立場からすると心療内科はお荷物なのです。

最近の若い医師は精密検査の結果を記録したコンピュータのデータに頼ってばかりで聴診器を使おうとしない、患者の顔もろくに見ないし話も聞かないということもよく言われたりします。昔の名医と言われる人は、世間話をしながら聴診器で患者さんのからだが発する音（血流や心音）を直接聞いて診療していました。長年に培った経験が的確な神業、職人技の診療判断となって一命を救うこともありました。ところがいまでは精密検査機器のおかげで、医師としての直観力や勘を養う機会がうばわれています。これでは、「からだの内なるこころ」の声を聞こうとしなくなるのも当然でしょう。しかしこれも時代の流れと言ってすましてはいけないと、私はこの現状に危機感すらおぼえているのです。

前置きはこれくらいにして、私がこの本を出版するにいたった思いと願いを次に述べさせていただきます。

私は、和歌山県の新宮市で甲状腺治療の専門・開業医として五十数年間はたらき、七十五歳のときに外科手術は封印したものの診療はいまでも現役です。

甲状腺も西洋医学ではパーツのひとつではありますが、私にしてみれば人体という神秘の宇宙にいたる入口、あるいはもうひとつの小宇宙でした。そのことは本書の第三章で詳しく述べるとして、ここで一つ強調して言っておきたいことは、病気になる原因の大半は「こころ」にあるということです。私は先端医療機器も駆使する甲状腺専門医でありながら心療内科や「ホリスティック医療」の手法を治療に取り入れてきましたので、その実践経験からそう断言できるのです。

この私の確信をどうしても具体的な形にしたいと念願し続け、２０１３年に開設したのが保養・療養型のリゾートホテル・ＨＳＪ（ホリスティック・スペース・ジャパン）です。

私はすでに八十歳になっていましたが躊躇することなくつきすすみました。当然周りからの反対もありましたが、家族をはじめ多くの理解者や協力者、銀行からの支援もいただき何とか実現にこぎつけることができました。

建設地は捕鯨の町として知られる和歌山県太地町で、太平洋を見下ろす国立公園内の一角にあり、「ここはまさに楽園、患者さんにも理想的な環境ですね」と、訪れた医療関係者には口をそろえて褒めていただいています。

ＨＳＪをオープンして二年後、私は『ホリスティック医療への新たな願い』という本を出版しました。ところが自分の著書でありながらどうにも消化不良の気持ちがくすぶっていました。なぜホリスティック医療が必要なのかという説明が十分でないように思えたからです。そこで、最近ようやくＨＳＪの知名度も上がり運営のほうもだいぶ軌道に乗ってきたので、ホリスティック医療のこと、ＨＳＪが目指していることなども改めて書き残しておこうと考えた次第です。この十年の間、ホリスティック医療に関する本は数多く出版されていますからご存知の方も少なくないと思われますが、本書では心身一如の観点からその入門編として書いています。

本のタイトルは、あうん社の平野さんから提案されたものです。私はこのタイトルを提示されたその瞬間に、「これだったのか」と思い当たりました。というのも、私が前著で言い足りなかったこと、消化不良を感じていたことがまさに「祈り」というテーマだったからです。実際、私自身が治療のなかでも日常生活でも「祈るこころ」を大切にする「祈る医師」の一人であるというだけでなく、さまざまな代替医療を認めているホリスティック医療は「祈り」の治癒効果も大いに肯定する医療であるからです。

精密機器の発達した現代医療に、なぜ〝祈り〟など必要なのかと思われる方もおられるでしょう。いや、むしろそういう方のほうがまだ多いのかもしれませんが、だとすればなおさらのこと、本書で世に問いたいと思うのです。現在八十五歳の私は、あと五十年も生きられませんが、数十年先、おそくとも今世紀半ばにはホリスティック医療が主流になっているだろうと確信しています。そして「祈り」の波動は宇宙大に広がり生き続けるでしょう。

著者記す

祈る医師　祈らない医師　目次

第2章　甲状腺という小宇宙からのメッセージ……53

第3章　自然治癒力はサムシンググレートの贈り物

第1章

ホリスティック医療のいま

東洋の思想家が太古から理解していたとおり、
われわれひとりひとりが文字どおり
「大宇宙のなかの小宇宙」なのだ。

リチャード・ガーバー

「いちばんたいせつなことは、目に見えない」

「とてもかんたんなことだ。ものごとはね、心で見なくてはよく見えない。いちばんたいせつなことは、目に見えない」

この言葉にピンとくる方はとても多いかと思います。そう有名な、『星の王子さま』に出てくる言葉です。（サン・テグジュペリ『星の王子さま』（河野万里子　訳）

いろいろな星をひとりぼっちで旅して地球にやってきた星の王子さまに、「秘密の贈りもの」としてキツネが別れ際に言った言葉です。

子どもの目線から書かれたこの童話は一九四三年にニューヨークで初版本が発行されて以来、世界的なロングセラーとなり、いまや古典的な名著にもなっています。童話といってもむしろ大人たちに読まれるべき本で、実際、サン・テグジュペリは、かつて子どもだったことを忘れた大人たち、世間的価値観や固定観念にしばられた大人たちに向かって書いています。大人たちはいちばんたいせつなことを忘れてしまった、と。

最初は子どもの童話のつもりで読みはじめた大人たちは、ハッとしたりドキリとするような言葉が本の全体にちりばめられていることに気づかされます。
たとえば……

「なにもかもできあがった品（しな）を、店で買う。でも友だちを売ってる店なんてないから、人間たちにはもう友だちがいない。きみも友だちがほしいなら、ぼくをなつかせて！」

「きみのバラをかけがえのないものにしたのは、きみが、バラのために費やした時間だったんだ。人間たちは、こういう真理を忘れてしまった。でもきみは忘れちゃいけない」

「どこかの星に咲いてる一輪の花を愛していたら、夜空を見あげるのは、心のなごむことだよ。星という星ぜんぶに、花が咲いてるように見える」

キツネは宇宙の一人旅を続ける王子さまのために、こうした宝石のような「気づき」の言葉を投げかけて「バラの花との約束」を忘れないようにと言って別れます。

この本の章のはじめに『星の王子さま』のことを書いたのは、「いちばんたいせつなことは、目に見えない」ということを、私も最初に言っておきたかったからです。キツネは、「秘密の贈り物」と言っていますが、生命宇宙には秘密がたくさん隠されています。

二十一世紀に入ってからも急速に発展し続けている現代科学は、人の目に見えないものを次々と「視覚化」してきました。電子顕微鏡を使えばミクロン単位以下のものでも目に見え、放射線・赤外線・紫外線などを使った画像処理もできます、しかし画像解析技術で視覚化できたからといって、それがほんとに「心で見たこと」になるのでしょうか。『星の王子さま』が問いかけていることは、そういうことでしょう。

これから私は、ホリスティック医療のことをはじめ、祈りと自然治癒力、病気とストレスのことなどをテーマに述べていきますが、冒頭の言葉をつねに忘れずに書いていこうと思います。

宙ぶらりんの「スピリチュアル・ヘルス」

人は誰しも歳を重ねるごとに、また体力が衰えるごとに「健康」への関心がおのずと高まってきます。大病を患ったりすればなおさらのこと、健康で生かされていることのアリガタサに感謝の思いがわいてくるものです。健康を失って初めてそれがわかります。

では「健康」とはいったいどのような状態を意味するのでしょうか。食欲があって身体のどの部分にも痛みなどがなく、日々の生活になんら支障がないということでしょうか。この状態はたしかに表面的には健康な体といえますが、厳密な「健康の定義」ということにはなりません。

WHO（世界保健機関）では、憲章の前文のなかで「健康」を次のように定義しています。『健康とは、完全に、身体、精神、及び社会的によい（安寧な）状態であることを意味し、単に病気ではないとか、虚弱でないということではない』（註1．本文の最後に英文）

体と心が健康であるというだけでなく社会的にも安定した状態であることが「真の健康」状態である、というわけです。しかしこの世界は相変わらず戦争・紛争・テロなどが絶えず、難民や貧困問題から病気になる人々が何億人といるのが現実です。WHOとしては、こうした世界の厳しい現実をも踏まえて「健康を定義」しているわけですが、じっさいのところ、真の健康というのは体がすべてではないということは誰しも認識しているはずです。

心に大きな悩みをかかえこんでいる人が、「わたしは健康そのものです」と他人に表明したとしても、強がりで言っていることを当の本人がわかっています。

悩むことなど何もないという幸せな人もいますが、いろいろと悩み葛藤するなかで人は成長するものです。その意味でも、人がその生涯を通して「完全に、身体、精神、及び社会的によい」状態でいられることはありえないでしょう。しかしだからこそ、真の健康・真の幸せを求めて人は精進努力をし、そのプロセス・経験のなかで人生を豊かにしていくのでしょう。

人類というより宇宙の理想ともいえる「真・善・美・愛」の調和——。この理想にむけて歳を重ねながら人生を豊かに、なおかつ「真の健康」を維持し続けることはとにかくたいへんなことです。まして永遠の美しさを保とうとする女性においては、男性にはわからない陰なる努力がなされているはずです。

現代医療の世界もこの世から病気を少しでも無くしていくために研究をかさねつつ発展してきたわけですが、今から約二十年前の一九九八年、WHO内で新たな提案が出されました。

それは「健康の定義」のなかに二つの言葉を加えるべきではないかという提案でした。

その一つが、スピリチュアル（spiritual）

この言葉を身体（physical）、精神・心（mental）のあとに続けるべきだと、アラブ諸国から提案が出されたのです。（註2．本文の最後に英文）

周知のとおりイスラム教徒が大半のアラブ諸国の人々とっては、日常生活のなかで熱心な祈りをささげるのは当然のことであり、それをしないことは不健康（不信心）な状態ということになります。スピリチュアルな祈りのある生活があってこそ真の健康が保てる。なぜなら祈りとは、精神性の高い客観的にはデータ化もできない霊的な行為であり、ただ単にメンタル（心理的）な行為ではないというのが、その主張の趣旨であったのだろうと思います。

二つ目は、状態（state）の前にくるダイナミック（dynamic）という言葉ですが、これについてはまた後に述べます。

アラブ諸国の提案は、ＷＨＯの執行理事会において「総会提案」とすると採決されました。「賛成22、反対0、棄権8で採択された」ということが世界中に報道されたので、私はそのとき大いに喜びました。賛成の数が多いというので、私のように期待とともに総会での本採択を待ち望んでいた医師は少なくなかったと思います。ＷＨＯの健康定義は改正されたと誤解している人がいまだに多いということがその証拠でしょう。

ところがその後のWHO総会では、この提案は審議入りしないまま見送りとなってしまったのです。「現行の健康定義は適切に機能しており、審議の緊急性が他案件に比べて低い」などの理由からだそうです。

以来、スピリチュアル（spiritual）はWHOの健康定義に入れないまま、未だに宙ぶらりんの状態ですが、二十一世紀の医療の大きなテーマと課題はまさにスピリチュアルそのものなのです。

註1．WHO「健康の定義」原文
Health is a state of complete physical, mental and social well - being and not merely the absence of disease or infirmity.

註2．WHO「健康の定義」改定案の原文
Health is a dynamic state of complete physical, mental, spiritual and social well-being and not merely the absence of disease or infirmity.

人間はスピリチュアルな存在

日本には武士道、剣道、柔道、合気道、書道、茶道、華道などという言葉があるように、日本人は「道」のつくものを大切に守ってきました。大相撲にしても、日本人は暗黙の了解のうちに「相撲道」を意識しています。というのも横綱というのはただ強いだけでなく、たとえば名書に見る品格のように、人間的な品格の高さが求められているからです。

「その道を究めた人」は名人、達人として尊敬されます。名人や達人は、高度な技の習得というだけでなく、人間的にもある種の高みに達した人という意味合いが尊敬にこめられています。

この「道」のなかにはメンタル（心）な強さというよりも、心の奥にひそむスピリチュアルな要素が多分に含まれています。それは宗教においての精神性とはニュアンスが異なるとしても、「道を究めた」人の心境というのは、宗教的なサトリに近いものがあるのではないでしょうか。

現代スポーツでは、どんなときでも平常心でいられるようにと「メンタルトレーニング」

を取り入れる選手が多くなっているようですが、これをスピリチュアルトレーニングとは言いません。これはまさにスピリチュアルという言葉の深さ、日本語に訳すむずかしさということを示しているようにも思います。

では、現代の医療の世界においてスピリチュアルとは、どのように捉えられているのでしょうか。

これからの医療は、スピリチュアル的な要素を大きなテーマ・課題としてすすむべきなのですが、WHOがこの言葉を「健康の定義」に加えなかったというのは、すなわち現代医療の実状をそのまま映し出しているということです。それはつまり、病院や医薬品メーカーなどを含む医療界全体、また多くの医師たちもスピリチュアルなテーマや課題はふれたくないと考えている、ということを暗に示しています。言い方をかえれば、医療界にとっていろいろ不都合が生じるということです。

しかしその一方で、スピリチュアルな課題に積極的に取り組み、治療に生かしていこうという団体・医師たちもこの十数年の間に着実に増えてきています。もちろん私自身もその一人で、二十一世紀の医療はかならずこの方向に大きく転換していくだろうと確信しています。じっさい今世紀に入ってからはその潮流は目にみえるほどになっています。そのことはまた改めて詳しくふれるとして、ここではとりあえず「日本統合医療推奨協会」が記している「スピリチュアル」の定義を紹介しておきます。

「スピリチュアルとは人間として生きることに関連した経験的一側面であり、身体感覚的な現象を超越して得た体験を表す言葉である」

辞書には、精神的な、霊的な、神聖な、崇高な、といったスピリチュアルの意味が書かれています。ところが右の定義のなかでは、こうした言葉が一つも使われていません。日本統合医療推奨協会としては科学的立場から、スピリチュアルの意味を宗教的体験と限定されないように「現象を超越」と表現したのでしょう。特定の宗教を信仰していなくても「身体感覚的な現象を超越して得た体験」というのは誰にも起こりうることだからです。それが起きたとき本人が気づくかどうかはまた別問題です。

「私にはそんな体験はありません」と言っても、人間は生きている限り、意識するしないにかかわらずスピリチュアルな存在であることは確かです。だからこそ、真の健康の「定義」にはスピリチュアルという一語を加えるべきなのです。

たとえＷＨＯがその一語を加えなくても、また多くの医師が機械的な治療に固執していたとしても、スピリチュアル・ヘルスが大切という考え方をする人々は確実に増えていますから、いずれは二十一世紀の「健康観」の本流になっていくでしょう。いまはその過渡期なのです。

『肉体は魂の器』

ホリスティック医療では「人間はスピリチュアルな存在」であることを大前提として患者さんを看ていきます。私はいま、このホリスティック医療を中心的テーマとして書こうとしているのですが、スピリチュアルという言葉の意味合いについてもう少し述べておこうと思います。というのも、ホリスティック医療の目指すところは、身体の健康のみならずスピリチュアル・ヘルスにあるからです。

肉体は魂の器と言われます。科学者のなかにも魂の存在自体を疑う人も少なからずいますが、肉体を支配するのは脳神経やＤＮＡ遺伝子などではなく、魂・霊魂であると私は思っています。人間が人間たる所以は、人間には霊性が備わっており、人間の構成要素の中でも霊性（スピリチュアリティ）が人間の本質であるということです。

統合医療の提唱者で代替療法の権威でもあるアンドルー・ワイル博士（アリゾナ大学教

授）は、霊性について次のように説明しています。

「人間は、身体性・精神性・霊性という三つの要素からなっており、人間の霊性とは、エネルギー・本質といった、人間存在の非身体的、非物質的な側面に関わるもの、我々の一部で、生まれる前から存在し、体が崩壊した後も存在するもの、それが霊性だ」

この宇宙には現代科学でも解明できない不可思議な現象が満ち満ちています。身体性と精神性のほかに、「霊性」という存在を考えないとどうしても納得できない現象があまりにも多いのです。

現代科学が解明したのはほんのわずかにすぎません。にもかかわらず、現代の科学者のなかにもデカルト的な機械的唯物思想でかちかちに固まった「頭脳の持ち主」は少なくありません。そのせいか、公の場で「魂」の話などをするのはタブーであるかのような空気が、医療の世界でもずっと続いておりました。私が若いころはまさにそういう空気が支配していました。

しかしワイル博士のように「体が崩壊した後も存在するもの、それが霊性だ」と堂々と明言する科学者も実は決して少なくないのです。とくに二十世紀後半、アインシュタインをはじめ物理科学者たちが発見した量子や波動についての新事実が明らかになるにつれ、人間（生命）のスピリチュアリティ（霊性）を認めざるをえなくなってきました。

現代医療が行き詰まったのも結局、機械的唯物科学の限界からです。「我思う、ゆえに我あり」という有名なデカルトの言葉にも象徴されるように、身体と精神のみの「我」というエゴをすべての中心におく、いわゆる近代的自我も行き詰まりました。実際のところ心身医療からみれば、病的ともいえる「過剰な自意識」がその本人の身体を害しているといえる事例は限りなく見られます。

医療機器がいくら発達しようと、新しい薬が開発されようと、人体を物体として扱う唯物的医療では行き詰まるのも当然でしょう。それをなんとか打開しようという志のある医師たちが協力しあい、さまざまな代替医療を認める統合医療への道を開いていったわけです。そういう医師たちが新たな道を開く後押しをしたのが、この宇宙のあらゆるいのち、すべてのものがつながっているという量子物理学（素粒子物理学）による発見とその知見だったのです。そこから波動理論にもとづく新たな波動療法も誕生してきます。この波動医学の理論は、代替医療、ホリスティック医療にも大きな影響を与えていますので、のちに詳しくふれていきます。

意識もまた光である

霊性と同様に、「意識」というものも科学的・哲学的にむずかしい問題ですが、あなたはDNAの遺伝子情報として「意識の種」があるというように思われますか？　あるいは脳のなかに意識があると思いますか？　まさかそんなはずはないと多くの方が答えるでしょう。DNAはただの情報マニュアルにすぎず、細胞という体制のなかでその指令を実行する役者は酵素というタンパク質である、ということは現代科学で解明されています。また脳は、記憶された情報を処理するところと言われていますが、近年では脳だけではなく体内細胞のいたるところに記憶は蓄積されているという説が注目されています。

とにかく仏教の「唯識論」にしろ、ユングがとなえた集合的無意識にしろ、意識は大昔から人類にとっての哲学的な大テーマでした。そのためか現代医療では「意識」をとりあえず棚にあげてしまい、二十世紀に発達した唯物的科学の強い影響のもと、人間を生物機械とみなし、臓器を部品のように交換する技術を発達させました。脳科学という専門分野もあらわれ、記憶は脳内のどこそこにあり、脳神経細胞のニューロンによって伝達され……、というように究極の生物コンピュータに制御された壮大な機械であると考えられてきたわけです。

最近では、人工頭脳のコンピュータが将棋や囲碁の名人と対局して負けることがないというニュースが話題になったりしていますから、人工頭脳は今後ますます人間の頭脳よりも機械システム的には優秀になっていくでしょう。しかし、だからといってコンピュータ・ロボットが人間のような「意識」そのものをもつことはありえません。頭脳はあくまで頭脳です。将来人間的な感情・情緒までもったロボットができたとしても「意識の誕生」とは言えないでしょう。なぜなら意識は霊性とも深くかかわっているからです。

したがって脳科学者が「脳の記憶」の仕組みをいくら解析しようと、DNA配列の謎がどれほど解明できたとしても、なぜ人間は高度で複雑な「意識」をもつのかという謎はおそらく永久に解けません。つまり、わたしたちに意識が存在するということ自体、じつに神秘なことなのです。

では素粒子物理学の理論ではどうなのかというと、

「素粒子レベルにおいてはあらゆる物質がエネルギーである」

「すべての物質は凍結した光である」

「物質は高度に複雑化し、無限に調和したエネルギー場でできている」ということになります。素粒子物理学の数々の実験成果や理論を、素人の私が解説するのは大変難しいことなのでその点は省略しますが、半世紀以上にわたる医師としての経験と直感からいえることは、「まさにそのとおりだろう」ということです。

有機物（生命体）も無機物（あらゆる物質）も素粒子からできている。そして原子の最小単位である電子は、「純粋なエネルギーでもなければ純粋な物質でもなく、両者の要素をもちあわせている」。ということは、意識というものもエネルギー（波動）と物質の要素をもった光（量子）である、といえるでしょう。そしてスピリチャルな存在である人間の「意識もまた光である」と。

科学的にそう納得すると、これまで患者さんの治療において、また日常生活のなかでも疑問に思えていたことが氷解していきました。そういう確信をえた二十年ほど前、私はホリスティック医療のひとつとして波動治療にも真剣に取り組むようになったのです。そのころはまだ今のようにホリスティック医療はもとより波動治療は知られていませんでしたが、もともと私は「異端の医師」を自認していたので何の抵抗なく、というより大いに関心と意欲をもって新たな代替医療を次々と取り入れていきました。

人間は「体・心・気・霊性」の有機的統合体

私が医師になったころ（昭和30年代）は治療医学全盛の時代で、もちろんホリスティック医学などという言葉も聞いたことがありませんでした。しかしやがて二十世紀後半からの科学技術の急速な進歩とともに、医療の流れは臓器中心の治療医学から疾病の予防医学へと変わっていきます。そして二十一世紀に入ると、ゲノム・再生医学から、相補代替療法をとり入れて、治療のみならず、疾病予防、健康の保持・増進、さらには長寿を目指した統合医療の実現に向けて大きな流れになりつつあります。

第三の医学とも呼ばれる統合医療は、ホリスティック医学理念に基づくものです。

「統合医療の使命は所謂《トータルヘルスケア》であり、統合医療のゴールは、東洋の智恵と経験と西洋の科学技術とを統合するものであり、人間をより健康に、より美しく、より長寿にすることを可能にすることである」

日本統合医療学会理事長の渥美和彦先生はそのように述べられております。「より健康に、より長寿に」と謳っていますが、統合医療の目標はゴールではありません。そこからホリスティック医学へのさらなる深みへと展開し、霊性の医学へと進むことになると私は考えています。

では、ホリスティック医学とは具体的にどのようなものなのでしょうか。

ホリスティックという言葉は、ギリシャ語のホロス（holos）に由来し、全体という意味をあらわし、「関係、つながり」の意味もあります。聖なる（holy）・癒す（heal）・健康（health）なども同じくホロスからの派生語です。

したがって日本ホリスティック医学協会では、次のようにホリスティック医学を定義しています。

「ホリスティック医学とは、ホリスティックな健康観に立った自然治癒力を医療の原点とする医学のことです」

さらにこの理念を五つに要約して、患者さんの立場になってより具体的に示しています。

①ホリスティックな健康観に立脚する。

人間を「体・心・気・霊性」の有機的統合体ととらえ、社会・自然・宇宙との調和に基づく包括的全体的な健康観に立脚する。

②自然治癒力を癒しの原点に置く。
③患者が自ら癒し、治療者は援助する。
④様々な治療法を総合的に組み合わせる。
⑤病への気付きから自己実現へ。

近年、自然治癒力を引き出すような治療あるいは予防が大切であるということは、医師のみならず患者さん自身も認識するようになっています。しかし私がそこで問題にしたいのは、心身一如の観点からホリスティックにみているかどうかです。

「心と体」は一体のものであることは誰でも知っています。それにくわえて「気・霊性」の有機的統合体として人間をみていくことが大切ということです。また私は、この文章のなかで「……宇宙との調和に基づく……」ということが一番重要な観点であるとも考えています。なぜなら、人間という一個の有機体は、宇宙とつながり、宇宙との調和があってこそ、真の意味での健康体（スピリチュアル・ヘルス）と言えるからです。

サムシンググレートに導かれて

人生というものは人の縁によって創られていく、ありがたいことだとつくづく思います。私がいち早くホリスティック医療のすばらしさに気づくことができたのもタイミングよく人との良きご縁があったからで、良くも悪くも人生はすべて必然なのです。

では、どんな縁が私を導いてくれたのか振り返ってみると……。

その最初の出会い（縁）は、今から約五十年前、大阪大学第二外科教室に入局して、久留勝教授の臨床講義を受けたときのことでした。久留先生は外科学総論の開講の早々に「外科という分野は、究極的には無くなるのが医学の理想だ」と言われたのです。外科医を夢みていた私には強烈なカルチャーショックでした。人間の身体の傷が治るメカニズムの霊妙さにも新鮮な感動をおぼえ、「傷は医師が治すのではなく、人の体が治るのだ。自然に癒えるのだ」ということを痛感させられたのです。

もうひとつ運命的ともいえるご縁は、ユング心理学の研究をしておられた隈寛二先生（当時、甲状腺専門の隈病院二代目院長）です。私は外科学教室へ入局したころから精神心理学的な世界に関心を持っていたのですが、隈先生からの刺激をうけてカウンセリングや心理療法の研究と実践への出発点となりました。

その後、『病は気から』の著者で心身症センター長であった阿部正先生（慶応大学医学部精神科講師）のほか、ユング心理学を日本に導入された河合隼雄先生、カール・ドジャース氏の理論による「非指示的カウンセリング」、「来談者中心療法」の船岡三郎氏とのご縁ができたのも、元をたどれば隈先生にいきつきます。

甲状腺医学を専門とした外科医としての私の医師人生は、心身医学の分野の先生たちとの出会いと交流を通して、心身医学から統合医療、そしてホリスティック医学の実践へと向かったのでした。

それからもう一つ、今日までの私を導いてくれたのは「サムシンググレート」の声でした。詳しくはまたのちにふれますが、私は甲状腺疾患の手術中に突然、なんとも表現し難い不思議な「メロディ」が耳元に流れるのを何度も体験したのです。とても緊張を要する手術の場面にかぎって心地よいメロディが聞こえてくるのです。「何かの力」すなわちサムシンググレート（神）が私を助けてくれたのだと受けとめてきました。

思えばサムシンググレートというのは、こうした神の声にかぎったことではないかもしれません。人との良き出会いの数々も、実は自分自身の無意識のサムシンググレートが導いていると言えるからです。その無意識のなかの声を素直に聞いて行動すると、良き出会いが待っている。そして後になって、「あのときの縁があって、いまの幸せな自分もいる」ことに気付くのです。少なくとも私の人生においてはそうでした。心身医学を素直な気持ちで学んだおかげでホリスティック医学に行き着いたのですから……。

ホリスティック医療が目指すものは

「第六感」という言葉があるように、人間には肉体につながる五感のほかに、意識の深いところにつながる六感があると思います。いわゆる〝猿の心〟のように雑念がいっぱいで落ち着きのない心には、第六感というアンテナがキャッチする声はまったく聞こえません。神経が集中して研ぎ澄まされた状態、あるいは深い瞑想状態のときなどに突如として第六感にヒラメくのではないでしょうか。

オーストラリアのアボリジニーという原住民は遠くの距離でもテレパシーで通じ合うことが出来たそうです（現在もそうなのか知りませんが）。超古代の人類はおそらく、そうした能力を誰もがもっていたのだろうと想われます。しかし車社会になって脚力が衰えるのと同じで、便利なパソコンや携帯電話もある現代ではそうした能力もおのずと必要ではなくなるのでしょう。ただし潜在的能力としては残っているのだろうと思います。

二十一世紀の世界の科学者たちは、人間に本来そなわった霊性、スピリチュアルな不可思議さを解き明かそうと、テレパシーや祈りの効用（遠隔加持）なども厳密な条件のもとにさまざまな実験をおこなっています。そしてその答えは……、ニュートン的・唯物論的な科学をくつがえすものばかりです。それを一言でいえば、人間の霊性やサムシンググレートを認めざるをえないということです。

ホリスティック医学もこうした現代科学の成果の上に成り立つものです。私も会員の一人として席をおく「日本ホリスティック医学協会」では、人間を「体・心・気・霊性」の有機的統合体としてとらえて、講演や研修などの普及活動をおこなっています。ただ、気とか霊性というものは目にみえないものですから、一般の多くの人に短い言葉で説明するのはむずかしいでしょう。そこで同協会名誉会長の帯津良一先生は「人間をまるごと見る医学」と表現しているわけです。

協会のホームページに掲載されている帯津先生の挨拶文を紹介しておきます。

――ホリスティック医学を一言でいうならば、「人間をまるごと」見る医学といっていいでしょう。しかし、この「人間まるごと」というのがもう一つはっきりしません。定義することが難しいのです。

人体は一定の容積を有し、しかも、この容積の中にさまざまな物理量（例えば電気、磁気、重力など）を含んでいて、それぞれに対応する〝場〟を形成しています。

例えば電場、磁場、電力場というようにです。さらに、まだ発見されない、より生命に直結する物理量も存在していて〝生命場〟というべき場を形成しているかもしれません。

……（略）。

現代医療は専門分野の技術を発展させてきましたが、まさに「人間をまるごと」見ない医療になっていたことから、さまざまな治療法を取り入れようとする統合医療、あるいは補完代替医療を推進する動きになってきたのです。

科学・技術が日進月歩ですすむ今日、これからもどのように斬新な治療法が生まれてくるかわかりません。それらの動きに遅れないよう、私はいくつもの医学会に属しながら「日本新エネルギー研究会」を設立したりもしています。生涯現役の医師として「人間まるごと」を見て、少しでもホリスティック医療を広めていきたいと願っているからです。

「ガン難民」が意味するもの

私の母は肺病（結核）を患い、私が中学二年生のとき三十代の若さで亡くなりました。当時はまだ肺病が死の病として恐れられていましたが、いまは日本人の死亡原因の1位はガン（悪性新生物）ですが、一九八〇年頃までは脳血管疾患がトップでした。

いまや3人に1人、最近は2人に1人がガン死といわれます。日本人のガン罹患率や死亡者数が増えていることは確かですが、これには日本の高齢化（長生き）が進んだことも影響しています。というのも、年齢別の推移をみると高齢者ほど罹患率・死亡率ともに高く、全体でみるとガンの死亡率はむしろ上昇傾向にあるともいわれています。

ガンはこうした数字以上の社会問題のようにもなっています。それを示しているのが「ガン難民」という言葉です。

民間のある研究機関によると、「医師の治療説明に不満足、または納得出来る治療方法を選択できなかった患者」がガン難民と呼ばれているそうです。その報告によると、ガン患者の実に五十三%が納得できる治療を求めて悩んでおり、全国で推計六十八万人に上るといわれます。

ガン患者のほぼ五割が「ガン難民」という事実は何を意味するのか、なぜこんなことが起きるのでしょうか。

思うに、これこそ現代西洋医学（以後、西医と略記）の限界であり、その根幹（基本的考え）に関する問題や矛盾を明らかにしていると言えるでしょう。

周知の通り、現在の主流の医学である西医が行うガン治療は、いわゆる三大療法を基本としています。最近は腫瘍免疫学的手法も取り入れられつつありますが、まだ確立されたものとはなっていません。三大療法で治療されるガン患者のその後の経過は様々で、残念ながら全患者が完全な治癒に至ることはないのが実情です。それを示したのがまさに「ガン難民」の推計値にあらわれているのです。

驚異的進歩を遂げたといわれる現代西洋医学の最先端技術や知識をもってしても、ガン患者の全例完治はまだまだ不可能であるというのが現実です。

確かに、人間のすることやできることには限界があり、完璧、完全などということはありえません。それでも西医の限界を感じる医師の一人としてこう言わざるをえないのです。現状では、ガンの三大治療はすすめられません、と。

西医の療法が全てではないという事実があるにもかかわらず、医師はその事実を患者さんに明らかにしません。そのため患者さんは、西医を信頼しきって、あるいは他に頼るところもなく頼らざるを得ないわけです。すなわち、ガン難民が増えてくる土壌は、現代医学の限界というだけでなく、医療全般に対する患者さん側の情報不足や無知にも原因があるわけです。こうした実状のなか、現代医学至上主義でよいのかという鋭い疑問の声は、医師だけでなく一般の人たちのなかからも挙がってくるようになりました。

とくにここ数年、この問いを鋭く発した医師の著書、あるいはガンで身内を亡くした人の告発的内容の本も目立つようになってきました。こうした本が出てくること自体、「ガン難民」は統計的事実として大きな社会問題であることを示しています。にもかかわらずガン難民といわれる人の数は簡単に減りそうにありません。

現代西医の三大療法では、治療が不可能と診断されたガン患者達は、担当医からその旨を告知されるのが一般的です。辛いことではありますが、多くの場合、余命何年とか、何カ月の見通し（予後）なども同時に告知されることが多いと思われます。

告知の対象者は本人であることも、家族などの関係者であることも、その両者であることもあります。また告知を希望されない場合もあります。その際、患者さん達にとっては残された余命の長短が最も重要な関心事となることは容易に察せられます。

仮に余命一年と宣言された患者にとっては、当然ながら、西医がだめならほかに何か方法は無いのかということが問題となるでしょう。しかし、西医の医師たちの多くは、自分の信奉するＥＢＭ（根拠に基づいた医学）以外の治療法にはまだ寛容ではないようです。患者や家族が、主治医に西医以外の治療法について相談したら怒りを買ったという話はよく聞きます。私の患者さんの何人からも聞いたことがあり、私自身も怒られた経験があります。

ですから「納得できる治療方針を選択できなかった」という理由の一つは、西医一般のこうした対応の仕方や考え方にも原因があるのは明らかです。これを言い換えれば、統合医療などは有害無益という立場をとる医師たちが、たいへん残念なことにまだ少なくないということです。

「医とは愛の実践なり」

余命があと一年、あるいは数カ月ということがわかっていたら、その患者や家族がいちばん望むことはQOL、すなわちガン特有の肉体的苦痛から解放された安らかな日々です。

担当医が「残念ながら西医にはこれ以上の治療法は無いが、『代替療法』というものがある。代替医療の可能性も考えてみてはどうか」と、たった一言付け加える雅量と気配り、思いやりがあればどうでしょうか。患者や家族の心に必ずや一条の希望の光が差し込むでしょうし、たとえ余命が伸びなかったとしても安らかな死を迎えることもできるでしょう。それが結果的に、患者家族の主治医に対する信頼感と感謝を強めることはあっても、現代西医の素晴らしさや主治医の権威を落とすことにはならないと私は思います。

つまるところ「医とは愛なり」ということです。どんなときにも私はこの言葉を信条に対応してきたつもりですし、統合医療、ホリスティック医療に取り組んでいるのもこの信条があればこそです。

もし西医の医師自身を含めて、その家族がガン患者になったとしたら、西医的な最終告知を受けて、そのまま何の手だても講じないでいられるのでしょうか。おそらく多くの医師たちは、自分が知るかぎりのあらゆる治療法（代替医療）を試したりすると思います。実際、自分自身がガンになったら、「早期発見ならともかく、末期になったら三大治療は受けない。代替治療をする」と明言する医師がほとんどです。

にもかかわらず、多くの医師がガン難民といわれる患者に対しては、このような現状をなぜ正直に話せないのかと非難されても当然でしょう。

もちろん私の周りには、患者の立場に立った治療を実践している立派な医師も大勢います。「病気は早期発見が原則だが、がんの初期でも三大治療で余命を縮めたりするから、早期発見も考えものだよ」とか、「六十歳をすぎたらガン検診は受けないほうがよい」と啓発されたりしています。しかしそういう医師はまだ少数なのでしょう。実際、多くのガン難民を満足させるまでには至っていないということは先の数字が物語っています。

数年前、私のクリニックに受診に来られた女性は、某有名大学の付属病院に受診した時点で余命七カ月と宣言されていました。卵巣癌末期と診断され、抗ガン剤療法しか治療法はないと主治医に言われ、すでにその六カ月を経過した頃、私のところへ受診されました（文字通りガン難民と言ってよい）。

患者さんの状態は貧血、低蛋白血症、食欲不振、ガン性腹膜炎と腹水のため腸閉塞が起きかかっていて、一見して患者の予後の悪さを暗示していました。卵巣癌末期のその状態でよくぞ長い道中（六八〇㎞）を耐えられたものだと驚きました。ワラにもすがる思いだったのです。

私は、さっそく代替療法の一種であるオゾン療法を実施しました。むろん抗ガン剤療法は行っておりません。治療開始後数日たったある日、「ご飯が美味しくなって、生きる希望が湧いてきました」と話されました。

私が感じた予後の見通しは数カ月内外であることを患者さんに伝えると、何か憑き物が落ちたように顔の表情も明るくなり、通院治療を続けながら元気に普通の生活を送り、その後二年四カ月を過ごされました。この期間中、患者さんと家族の間には愛に満ちた素晴らしい人生ドラマがありました。

私はこの事実は大きな意味を持つと思います。西医が不可能としていた患者の命を少なくとも二年四カ月余りにわたって延命した事実、それも代替療法の一つが不可能を可能にしたともいえる事実、そして遠距離を通院しながらそれなりのＱＯＬを確保できたという事実など、たとえ一人でも実証したからです。

しかし代替治療によるこうした実例は全国的にみればおそらく数多くあり、ガンをかかえた状態でも西医の予想をはるかに超えて生きられる可能性があるのです。それは患者に微かでも希望と期待を与えられることになり、医師の側においては「医とは愛なり」の実践にほかならないわけです。

死はいずれ訪れます。いくら信仰をもった人でも末期ガンの苦しみで死におびえたりもします。残された時間を自分自身が納得できる人生として過ごしたい、安らかに死にたいと願うのは当然です。

だからこそ私たち医師が何よりもしなくてならないことは、残された時間を悔いなく過ごしてもらうためにその間のＱＯＬの向上をはかる可能なかぎりの手助けです。また同時に、社会全般に向けて代替医療についての情報を常日頃から発信して、できるだけ多くの人に知ってもらうことも大切です。なぜなら、医療はお互いの信頼にもとづく患者と医療者の共同作業であるからです。

「無謀」と反対されたＨＳＪの設立へ

「我包帯す。神、癒し賜う」

近代外科学の祖といわれる十六世紀のフランスの外科医、アンブロワーズ・パレは戦場で負傷兵の治療に当たって、この言葉を残しました。

ここでいう神を、自然治癒力と言い換えてもいいでしょう。患者さんは自分の自然治癒力で治っても、先生のお蔭で治ったと言って感謝してくれます。そして、その代金を払ってくれますが、神が受け取るべきお金を医師がもらっていることになります。

医師が患者さんの病気を治しているのではなく、患者さんの自然治癒力を助け、強化するだけです。お互い人間として生きていることを共に感じ合いながら、医師という役割を患者さんとの人間関係の中で果たしているということです。

ですから私は医師である前に、ひとりの人間でありたいと常に考えます。患者さんと共に心身の痛みが少しでも判り合える人間でありたいと願います。

そういう願いが年々強くなって、周りから「無謀だ」と反対されたのも押し切ってオープンしたのが「ホリスティック・スペース・ジャパン」です。二〇一三年七月、くじら漁で知られる和歌山県の太地町にある国立公園の一角に、癒しのリゾート・ホテルと併設したホリスティック治療スペースを開設したのです。当初の計画から数年かかり、私はそのとき八十歳。というと誰もが驚かれますが、私にしたら驚かれることが驚きです。

眼下には輝く海原が広がり、リゾート・ホテルにふさわしい自然環境にありますが、私が已むにやまれぬ気持でこの施設をつくった最大の目的は、もちろんホリスティック医療の普及にあり、ホテル経営者になるためでは毛頭ありません。ただ、遠方から来られる方が長期滞在しながら心身ともに癒しの治療を受けられるようにということで宿泊できる部屋と、レストランや温泉まで備えることになったのです。

まる三年経過したいま、ホテル経営という点では厳しいですが、年々着実に評価が高まりつつあります。では、ホリスティック・スペース・ジャパンにはどのような癒しのメニュー（代替医療）があるのかといった詳しいことは後章でふれるとして、この第1章のまとめとして私は次のことを強調しておきたいと思います。

いま時代の流れは、人にも社会にも文字通りホリスティックな意味での健康観や価値観の転換が求められていることは明らかです。利害・打算・損得・効率・利便性など経済的価値値を基準にしてきた時代から、「真・善・美・愛」の調和、共生などの精神的価値を基準とする時代への転換です。

人間存在の宇宙的な意味を思い返して、謙虚に宇宙の摂理に従い、自然によって「生かされて生きている」ことへの感謝と畏敬を忘れず、人間存在の原点に返って「いのち」の意味を真剣に問い直すことが求められていると思います。

私はこれを「ホリスティックな価値基準」と考えます。それがスピリチュアリティの本質であり、この基準にそった生き方が本当の意味の健康をもたらしてくれると信じます。そして私は、そんな「場」を「ホリスティック・スペース」と呼ぶことにしています。私の原点はここにあります。

第2章——甲状腺という小宇宙からのメッセージ

われわれはいつの日か、
意識そのものがひとつのエネルギーであり、
それが肉体の細胞レベルにおける
変化に不可欠のかかわりをもっていることに気づくだろう。

リチャード・ガーバー

「気」の流れは内側からのメッセージ

私の臨床医五十年のテーマは一貫して「病は気から」の検証とそれに即した診療の実践だったと言えます。甲状腺とストレスとの関係を通して、その確信を深めてきました。病の治癒の根幹は自然治癒力であり、その治癒力を発動するものが「気」と呼ばれるものであろうとの強い確信です。では、目にはみえないその「気」とはどういうものなのでしょうか。

周知のとおり中国医学は、経穴と気の流れの仕組みをダイナミックにとらえています。「気」は、生命を養う微細エネルギーであり、経穴・経絡系をつうじて周囲の環境から体内に吸収される。その経絡系は主要な十二対に分類され、からだのおもな臓器にエネルギーを供給している、と説明しています。

またインド医学では、特殊なエネルギー変換装置である七大チャクラがあり、プラーナと呼ばれる微細エネルギーはそこから取り入れられて、からだの主要な内分泌系器官、神経その他に配分している、と説明しています。

人体を解剖学的にみる西洋医学ではこうした目にみえないものを長い間無視して、東洋の医学を非科学的とみなしてきました。しかし、そうした考えこそが非科学的でした。アインシュタインの相対性理論をもとに大きく飛躍した二十一世紀の科学は、この宇宙のすべてのものは粒子によって成り立ち、その粒子は物質と波動のいわゆる量子として二つの性質があり、「波動でもありエネルギーでもある」と考えられています。そして、すべての生命・物体は波動エネルギーに還元できると考える波動医学では、中国医学やインド医学の見方や理論にむしろ近づいてきたのです。

ホリスティック医療は、この波動医学の知見や理論をバックボーンにしていますが、経穴・経絡系やチャクラについての詳しいことはさておき、誰もが感覚的にわかる「気」として、日常的によく使われる単語をあげてみます。

①勇気、強気、陽気、本気、意気、平気、和気、根気、呑気、活気、やる気、無邪気、豪気、勝気、負けん気

②浮気、弱気、短気、損気、怒気、陰気、邪気、狂気、殺気、毒気

ふだんのあなたの「気」は、①と②のどちらが多いでしょうか。①の気が満ちている人は元気で、②の気が多い人はストレスがたまりやすいというのは経験的にもおわかりでしょう。長いあいだストレスをためこんでいると「病気」になるということも体が教えています。

自分の体だけでなく、「気質」、「気分」、「雰囲気」といった言葉もあるように、人が発する「気」は波動として周りの空気（雰囲気）にも伝わっていきます。

現代医学的には「心身症」という病名がありますが、これは文字通り、心に原因があって、症状が身体的に現れる病態のことです。心に原因というのは、すなわち根強いストレスのことで、「病は気から」の典型といえます。言い換えれば、身体にとってマイナスの気（弱気、短気、損気、陰気、邪気、狂気、殺気、毒気）が滞った結果といえるわけです。

仏教の教えでは貪瞋痴（貪り、瞋《いか》り、愚痴）を三毒としていましめていますが、この三つの毒が心の平安を乱して不幸になったり、やがて病気を引き起こすからにほかなりません。

私は長年、甲状腺疾患の専門医として数十万回以上の「甲状腺という小宇宙」を看てきましたが、この小宇宙が病になる最たる原因もストレスでした。近年は、ガンになる最大原因にしてもストレス説が有力になっているように、「病は気から」というのはほとんどの病気に当てはまるのです。目には見えない「気」の流れがいかに作用しているかということです。

私は、数多くの甲状腺という小宇宙からの「気」のメッセージを聞いてきました。そして心と体を一体（心身一如、心身相関）としてみるホリスティックな健康観へと必然的にたどりついたのです。

不思議なご縁も気の作用

前章で述べたように私は学生時代から外科志望で、消化器外科（内臓外科医）を目指して大阪大学第二外科学教室に入局し（昭和三十五年）、十年ほどその研究室におりました。

当時の主任教授は、後に東京国立がんセンター初代院長を務められ、故池田勇人首相の主治医ともなられた、故久留勝先生でした。私が外科のなかでも「第二外科」への入局を決定づけたのが久留教授の臨床講義だったのです。

「外科は究極的には無くなるのが医学の理想」と言われた教授の言葉は、外科志望の学生にとって大変ショッキングでしたが、それは医師としてあるべき姿勢を示す言葉でもありました。私は、この先生の言葉で外科医としての方向性がはっきり見えてきたように思います。

さらに久留教授がつねに強調されていたことは、手術したあとにのこる身体の傷が治っていくメカニズムの霊妙さです。生体に備わっている芸術的ともいえる、見事な治癒機序に深い感動を覚えたものでした。それがすなわち自然治癒力です。

では、消化器外科を目指していたはずの私が、なぜ甲状腺疾患を専門とした開業医になったのか。しかも、とくに縁もゆかりもなかった和歌山県の新宮市で開業するとは、まさに不可思議なご縁としか言いようがありません。

和歌山の土を初めて踏んだのは、昭和三十八年夏の終わりが近い頃でした。電源開発工事に伴う道路工事の現場へ医療救護班として大学から派遣されたのです。

大きな船舶には診療所を設けて船医を乗り組ませなければならないという規定がありますが、それと同様に一定規模以上の工事現場にも医師（医療救護班）を置かなければいけないという法律があるわけです。

その工事現場は、和歌山県から奈良県にかけて、熊野川沿いに水面からおよそ八〇m位の山腹をブルドーザーで削って道路を建設するという風谷ダム・二津野ダムの建設に伴う国道工事でした。これが私と紀伊熊野地方との「縁」の始りでした。

二度目はその四年後、昭和四十二年に財団法人新宮病院へ赴任したときです。

私が学ぶ教室の主任教授のもとへ「新宮病院へ学位取得者を外科部長として派遣して欲しい」ということで、私に白羽の矢が立てられたというわけです。

地方の中核病院の役割を担っていた新宮病院では、一般外科医として多くの貴重な経験を積ませてもらいましたが、二年以内に大阪府立成人病センターへ戻る予定でした。

ところが翌年（昭和四十三年）の松の内に突然、神戸市内の甲状腺専門病院の隈寛二院長（故人）が私に会いに来られたのです。現在、建設構想中という「新総合病院の外科部門」を私に担当してほしいという要請です。隈医院長とはその時が初対面でした。

神戸は私の生まれ故郷ですが身内はすでにいません。神戸に戻りたい気持ちもありましたが、私がこの話に心が動かされたのは「カウンセリングを研究中」という同院長の一言でした。私は外科医になることを目指しながらも、心身一如の観点からカウンセリングの重要性、必要性を感じて自分なりに勉強していたので院長の考えに「共感」したわけです。

不思議なご縁もこうした気の作用があるということでしょうが、この時もまだ甲状腺の臨床が生涯の仕事になろうとは思ってもいませんでした。

甲状腺疾患の診療が私の使命だった

全国にも名が通った隈病院に赴任したものの、私の予想と期待は見事にはずれてしまいました。心身医学のことはともかく、院長の経営方針とは相反するものでした。病院側の事情で新病院建設構想は実現されておらず、私はそこで甲状腺疾患の臨床に携わるしかなかったのです。内臓外科医を目指していた私が、甲状腺疾患専攻へと転向する契機でした。

期待はずれとはいうものの、隈病院在任中に、その後の私の人生にとって実に有益な多くのことを学びました。第1章で述べたように、隈寛二先生（隈病院二代目院長）はユング心理学の研究をしておられたこともあって、隈病院には専任のカウンセラーもおり、臨床心理学を学ぶには環境が整っていました。隈先生のおかげで多くの出会いもあり、この当時の体験だけでも一冊の本が書けるほどです。

そしてもし私が隈病院に赴任していなかったら、昭和四十七年秋、新宮市で「要医院」を開業することもなかったのではないかと思います。神戸の隈病院ではおよそ四年間お世話になった後、紀伊熊野への「三度目」の縁ができたのです。

隈病院で私は「甲状腺疾患の臨床に携わるしかなかった」と書きましたが、後から振り返ってみると、隈病院での四年間の経験と蓄積があったからこそ、紀伊熊野（新宮市）との縁が深まったというべきでしょう。甲状腺疾患の臨床経験を積んだのち、三度この地に戻り、甲状腺疾患の診療を通じて地域に貢献するように、というのが私に与えられた使命、あるいは天命であったと思われます。

神戸市で生まれ、小学校から中学時代の一時期まで横浜で育った私にとって、何のゆかりもなかった和歌山が第二の故郷となりました。私は運命論者ではありませんが、人は誰しも自分の人生を振り返ってみれば、こうした「定められた道筋」があるように思います。そのことを私が強く意識し始めたのは、開業してから数年たった頃からでした。不思議としか思えないことが度々あったことから、我が人生の「定め」をはっきりと自覚したのです。論語では「四十歳にして迷わず」と教えていますが、開業したとき私は四十二歳でした。

西洋医学の長所のひとつは最先端の医療機器

現代医学の西洋医療に対して不信感をもつ人は少なくありません。施術後のトラブルや薬害などの被害を被った人はとくにその思いが強いのですが、それらの原因の多くは医療体制や医師の対応そのものにも問題があったと言わざるをえないでしょう。西洋医学がもし最悪のものであるならばとっくの昔にほろびています。

西洋医学を学んで外科医となった私は、西洋医学の素晴らしいところばかりでなく、短所や限界を痛感してきました。その限界をなんとか乗り越えるために東洋医学の長所なども取り入れ、統合医療への道を模索しながらホリスティク医療へと至ったわけです。

現代西洋医療の長所といえば何よりも最先端の科学的知見にもとづいた臨床検査の装置をはじめ、外科分野では医療ロボットなども開発されていることです。最近はゲノミックス（遺伝子医学）の進歩によりガン治療分野に広く採り入れられつつあります。逆に言えば、この長所を最大限に生かせなければ西洋医療の進展は今後もあり得ないでしょう。

私は、新宮市内に「要外科・内科」を開業した当初から甲状腺クリニックとして、当時においては最先端の設備を導入しました。そのひとつが、ラジオアイソトープ（放射性同位元素）を利用した核医学的な甲状腺ホルモン測定装置です。

当時、ラジオアイソトープを利用した測定装置は国内に四台しか輸入されておらず、もちろんこの地方にもこれを利用した医療機関はありませんでした。核医学施設の導入にあたっては、その施設基準の承認は保健所がおこないますが、何しろ地元では初めてのことだったので、保健所の担当者は専門的な事項についての処理に困っていました。しかし後に、保健所長から当時の実情を直接聞ける機会があり、当院の施設が地元にとって大変有益であったと喜ばれました。

アイソトープのほかにもシンチグラフ（核医学的画像診断装置）、沃素摂取率測定装置などを設置して当時としては最先端の核医学的診療体制を確立することができました。その結果、受診の翌日には諸検査の結果がすみやかに判明し、遠来の患者さんからは特に喜ばれました。

当時、甲状腺機能検査のために二週間は海藻《かいそう》類などを取らないという、食事制限が必要でした。その理由は、海藻類などに多く含まれる沃素が甲状腺ホルモンの材料であるからです。こうした食事制限もしながら不安をかかえて遠方から受診に来られる患者さんは、一日でもはやく診療結果を知りたいわけです。検査や治療が長引けば、仕事をはじめ日常生活に支障をきたします。当院では、最先端設備の診療体制によってこうした課題もクリアできたのです。

この結果、当地方の甲状腺疾患の診療はよほどの重症でない限り、基本的な三種類の治療（内科・外科診療と核医学的診療）により、私の手元でほぼ完了させることができました。昭和五十年前後のレベルとしては専門病院並みの診療を当院で実施していたと思います。その後も、胸腔や肺などへの遠隔転移症例を除いてはこの状況は最近まで続きました。

近年、日進月歩の科学技術のおかげで、あらゆる分野で「最新式」機器が次々と世に出てきますが、それは医療機器においても同様です。最新式がなんでもよいというわけではないにしても、疾患個所の画像がより鮮明に解析できる最新機種のガンマカメラ（核医学的画像診断装置）を導入したのも当院が県下では最初でした。これがなくても治療に大きな支障をきたすわけではなくても、何よりも患者さんの立場を考えて導入したのです。

四十年間で甲状腺疾患手術を二千人以上

新宮の地で開業してから、この地方の人々がどれほどか甲状腺疾患に苦しんでいたかがひしひしとわかりました。当院の診療圏は開業後一、二年頃から紀伊半島のほぼ全域に広がっていました。その領域はしだいに広がり、大阪近郊はもとより東は名古屋、西は広島県あたりから長時間の道のりを厭わず、多くの患者さんが受診に来て下さいました。

和歌山県はいまでも交通のアクセスが不便な地域です。開業当時はよく「陸の孤島」とも言われたところですが、未だにお目にかかったこともない多くの先生方から多数の患者さんを紹介していただき、現在もそれが続いています。

開院以来、医師は私一人だけです。看護師、放射線技師、臨床検査技師と事務員、厨房職員など、私を支えてくれるスタッフと、最新の核医学診療設備を備えていたことが要医院の大きな戦力でした。

しかし開業医というのは腕にいくら自信があっても、開業当初はとても不安になります。

当院のように一九床のベッドを持ち、最新機器・設備をととのえていればなおさらのこと。設備投資の借金返済、スタッフの給料など、医師もひとりの事業者として頭を悩まさなくてはいけないからです。

しかし大変有り難いことに、私は開業当初からそういうことに頭を悩ますこともなく治療に専念できました。スタッフを確保できたのも新宮病院時代からの「縁」と「つながり」のお蔭でした。何のご縁もなかった先生方から温かいご支援を頂けたことは本当に有り難いことです。また遠路をいとわず受診して下さった患者さん達にも感謝しています。

甲状腺疾患の治療は、手術を選択するか、薬で治すかの選択です。およそ三十五年間に私が手術をした患者さんは約二千人にのぼりますが、七十六歳を境に手術するのは止めました。ノドの手術と聞いただけでほとんどの人が怖がられますが、たいていは一時間足らずで済む手術です。なかには難しい症例も少なくありませんでした。それでも幸い失敗というようなことは一度もなく過ごしてきました。そういう実績と信頼があればこそ、お目にかかったこともない医師からの推薦をえられたのでしょう。

しかし、いくら経験を積んで腕に自信があったとしても失敗は人間につきものです。七十六歳にして手術を止めることにしたのは、長年の診療による手根管炎《しゅこんかんえん》のため、指先の感覚の鋭敏さの衰えを感じたことが最大の理由です。細かい手術には指先の微妙な感覚と直感の鋭さが必要だと考えてきました。この感覚の鈍麻は外科医にとっては深刻な問題です。信頼してくださった患者さんや先生方の期待を裏切りたくないという思いから、簡単な手術ですむ症例でも、とにかく手術を要する患者さんには、私が信頼する医療機関を紹介しています。

では、人間のからだのなかで成長と代謝を司る甲状腺の疾患やその症状は、どのようなものなのか。あまり専門的に深入りせず、甲状腺の概要を知っていただくために、その機序と典型的な症例のいくつかお話しします。

甲状腺ホルモンのはたらき

まず、甲状腺はヒトのからだの中で、どのような機序とはたらきをしているのかを見てみましょう。

ヒトの甲状腺は、頚部前面のノドボトケ（甲状軟骨）の下方にあり、ちょうど気管にまたがったように存在しています。羽を広げたチョウの姿に似た内分泌腺の一つで、重量は個人差がありますが一五～二〇グラム、これより少ないともいわれます。

甲状腺はすべての脊椎動物には存在しますが、下等脊椎動物、たとえばオタマジャクシでは、内分泌腺の一つである甲状腺ホルモンの分泌が欠除すると変態が起こらず（蛙になれない）、オタマジャクシのまま体だけが大きくなるという事実が、十九世紀の初め頃から知られていました。

「分泌」とは細胞がその代謝物質を細胞外に放出する現象をいい、体内に放出されたものを内分泌物（通常はホルモン）と呼びます。その細胞を腺細胞といい、これが集まって組織や器管を形成した場合に「腺」といいます。一般に分泌物がその生体にとって不要なときは、分泌といわずに排出、排泄といいます。

内分泌腺からのホルモンには種々なものがあり、相互に複雑な連係を保ちながら、生命維持、種族保存などに重要な役割を果たしています。甲状腺ホルモンは他の内分泌腺から分泌されるホルモンと共同して体の物質代謝を調節していますが、主なはたらきは代謝機能を亢進させ、全身の臓器や組織の酸素消費量を増加させることがあげられます。

物質代謝や体温調整などもになう甲状腺ホルモンは、胎児の成長にも不可欠なホルモンとして知られています。骨や歯の発育にも必須なこのホルモンが幼児期に不足すると成長は止まります（クレチン症）。先天性の甲状腺機能低下症による発育不全です。

脳にも深い影響があり、発育期に不足すると身体的成長だけでなく、精神的な知能の発達面でも、とり返しのつかない発育遅延や発達障害をきたします。生後一定の期間内に、十分な量の甲状腺ホルモンを与えると防ぐことができますが、逆に与え過ぎても遅発行動異常や性腺の発育異常をきたしたりします。

甲状腺ホルモンは、唾液分泌や胃酸を正常化する作用と、消化管の運動を促進する働きもありますから、栄養素の代謝のほかビタミンAの代謝にも欠かせません。

神経的な興奮状態のときには甲状腺ホルモンの分泌が増えます。思春期や妊娠時には分泌が増し、産後では乳腺で母乳がつくられるのを促進する作用もあります。

甲状腺ホルモンの生産や分泌を調節しているのが、間脳と下垂体、甲状腺系と呼ばれるものです。間脳の中にある視床下部が甲状腺ホルモンの生産、分泌などの調節を指令する総司令部であると考えられています。

視床下部から分泌される放出ホルモン（ＴＲＨ）が下垂体（脳下垂体）にまず指令を送ります。すると下垂体から分泌されるホルモンの一つである甲状腺刺激ホルモン（ＴＳＨ）が分泌され、甲状腺にホルモンの生産指令を伝えます。こうして三つの器官が、甲状腺ホルモンの生産・分泌の作用などを調節しているわけです。

このように、甲状腺ホルモンは心身ともに実に多くの、しかも極めて重要な機能に深い関連があるのです。西洋医学はこうした生体の複雑な機序を、解剖学や生物学などあらゆる学問を総動員して解明し、さまざまな病気の治療に成果をあげていったという事実を、認めなくてはなりません。その認識に立った上で、統合医療あるいはホリスティック医療を広めていく必要があるのです。

新陳代謝のリズムとバランス

甲状腺ホルモンの重要な働きの一つが「代謝」です。

私達の体はつねに一定の物質的構成を維持していますが、絶えず部分的に外界と物質の交換をしてバランスを保っています。この現象を新陳代謝（代謝）といいますが、物質が出入することはエネルギーの出入でもあるので、波動エネルギーの観点でみるとエネルギー代謝ともいえます。

こうした代謝のはたらきをする甲状腺ホルモンの原料の一つとしてヨードが必要です。食物や飲料水に含まれたヨードは腸から吸収されて、甲状腺で濃縮されてホルモンの材料として使われます。このヨードが過剰でも欠乏しても甲状腺機能に問題が生じるのです。

東日本大震災による原発事故の影響でいちばんに心配されたのが、放射能による甲状腺機能の障害でした。とくに避難地域に住んでいた人々にはその影響が出ているようですが、政府側（東電側）と反原発派の人たちが発表している情報があまりにも大きく食い違うので混乱させられます。

私は被害を受けた地元の人たち（反原発の人たちも含む）の情報が正しいと思っているので、その当初から、とくに幼い子どもたちが甲状腺の障害を受けることを大変危惧していました。さすがに当地の方たちは深刻に受け止めていたようで、医療関係者や自治体と協力して緊急措置（ヨードの支給など）を講じていたようなのでひと安心しました。それでも甲状腺被害を受けた患者が少なからずいるようなので心配です。とにかく原発問題はブラックボックスの情報が多いということを認識して今後とも国民全体で監視していく必要があります。

日本人は海藻類をよく食べるので、ヨード摂取量は一日平均2.2ミリグラム（厚労省「日本人の食事摂取基準（２０１０年版）」といわれ、ヨードの少ない低ヨード地方（ヨーロッパなど？）では60～70マイクログラムが必要といわれます。外国にはよく見られるヨード欠乏による甲状腺機能低下症は、日本ではあまり見られないことからしても、甲状腺の機能はふだんの食事と深いかかわりがあることは確かです。和食はいまや世界の健康食になっていますが、私たちの祖先は実に合理的でバランスのよい（過不足のない）食べ方や調理法を伝えてくれたものだと、つねづね感銘をおぼえます。まさしく先人の知恵です。

ところが近年、こうした先人の知恵もしだいに伝えられなくなってきました。核家族化の問題、合理的・便利さを第一とするスピード社会、食の洋風化、外食産業の隆盛、インスタント食品や加工（チルド）食品などの増加などがその背景として考えられます。手作りの「おふくろの味」が忘れられ、コンビニ弁当が大流行です。

「きみのバラをかけがえのないものにしたのは、きみが、バラのために費やした時間だったんだ」（『星の王子さま』）

手間と時間をかけた手作り料理にこめられた「かけがえのないもの」とは、目に見えない料理人の愛情と情熱です。

現代人に見えにくくなったものに「旬の食べ物」もあります。

自然は、季節ごとに旬の野菜を届けてくれますが、いまはスーパーに行けば冬夏関係なく一年中の野菜がそろっています。戦中戦後の食糧難を体験している私たち世代にとっては夢のような感じもしますが、不自然ともいえるこの豊かさと便利さがむしろ健康にマイナスになっていると言えるのです。

健康のためには、その人が住むところの自然風土にあった旬のものをいただくのが本来なのですが、都会にすむ人はとくに季節感に鈍感になりがちです。

冷暖房のきいた部屋で長年暮らしていると新陳代謝が狂って、本来そなわった体温調整のバランスもおかしくなってくるのは当然です。それがひいては冷え性などの慢性症状となり、本能的な自然治癒力も衰えさせていきます。

季節の変化を肌に感じながら自然とともに暮らす生活ほど幸せなことはないでしょう。それにつけても、原発事故のため自然豊かなふるさとを捨てざるをえなくなった人たちのことを想うと胸が痛みます。

これから母親になる女性のために

私が書こうとしている本書の主テーマは甲状腺の話ではありませんが、これから母親になる女性のために、「女性と甲状腺ホルモン」に関することを要約的にお話しておきます。

①バセドウ病の頻度は、思春期以前には男女同様で変わりはないが、思春期以後更年期ま

での間は男性より女性が4～5倍多い。慢性甲状腺炎ではさらにこの傾向が強くなり、45倍にもなることが知られている。

②甲状腺癌については、成年期の女性300人に1人の頻度という報告もあるが、その原因はまだよくわかってはいない。

③女性ホルモンは血液中の甲状腺ホルモンに影響を及ぼすのと同様に、逆に甲状腺ホルモンも、女性の生殖機能に種々な影響を与える。

④甲状腺ホルモン過剰であるバセドウ病では、病状が初期の軽い頃は月経過多や頻発月経がみられる。病勢が進行するにつれて、月経の量は少なくなり、重症になると稀発月経からやがて完全な無月経になる。

⑤バセドウ病の発症年令が女性の二十～三十才代という、いわゆる生殖年令で約七〇%を占めるといわれている。

⑥甲状腺ホルモン不足の甲状腺機能低下症では、一般に月経過多、月経不順が多くなる。

⑦甲状腺機能異常では、生理があっても妊娠し難いという不妊傾向がみられるが、これは排卵障害によるといもわれる。

以上、ざっと7つに要約しましたが、バセドウ病の治療を始めると間もなく、生理不順や異常はよくなってきますから心配はいりません。ただし一般に、甲状腺機能低下症では不妊症の頻度が高いし、妊娠しても、流・早産を起こしやすいといわれています。無月経を訴える患者さんの大部分は、やはり本来の婦人科的異常が主な原因ですが、その中には甲状腺機能異常が原因である場合もありますので専門医院で精密検査することをおすすめします。

甲状腺疾患の患者は妊娠率が低いだけに、子供のほしい女性にとっては、できる限り（妊娠を継続して）無事出産にまでこぎつけたいとねがうのは無理もありません。しかし、その一方で、甲状腺疾患の妊娠中の母体や胎児への影響、さらに出産時の合併症などに不安を感じて悩むことも多いものです。

健康な婦人でも、妊娠すると動悸がしたり感情が昂ぶって焦々したりする情緒不安定な傾向を示したり、汗が多くなり、疲れやすいなどの症状を訴えることは珍しくありません。皆さんの中にも、妊娠の経験のある方には思い当たることがおありでしょう。

これに加えて、皮膚がしっとりとし、脈拍数が増えるなど、まるでバセドウ病のような症状を示すことがあります。そのうえ、甲状腺も腫れて大きくなる場合が相当高率で、正常妊娠の二割から八割という人もあるくらいです。その大きさも正常時の三倍にまで腫れるともいわれます。甲状腺ホルモンが、発育成長や代謝には欠かせないホルモンであるだけに、胎児を発育させるために妊娠中の母体が代謝活動を高める必要があるからです。実に見事な造化の妙というべきでしょう。

どんな病気にも、「気」のメッセージがある

多くの男性とちがって女性は鏡の前で念入りな朝化粧をするので、それが早期発見につながるのでしょう。ある中年女性は朝化粧のときに「ふとノドを見て少しふくれている」のに気づいたとき、「いろいろな悪い想像ばかりして、その日は何も手につきませんでした」ということです。翌日、思い切ってC病院に行って検査をうけました。結果は二週間後といわれ、それからの一週間は不安ばかりつのって何も手につかなかったそうです。

二週間後に甲状腺の病気と診断されて、一カ月の入院を、経過によってはそれ以上の入院が必要と言われました。しかし入院となるとまず子供たちのことが心配になり、少しでも短い期間で治せないものかと、当院にセカンドオピニオンを求めて診察にこられたのです。幸いこの女性の場合、ノドの腫れに気づくのが早かったこともあり、私は「三週間くらいでよくなりますよ」と診断し、「手術してもいいし、薬を飲んで治してもどちらでもいいです」

と告げました。手術は簡単なもので何も怖がることはないですよと説明もしましたが、薬での治療を選択し、三週間後には退院されていきました。

この女性はその後も定期検診をうけながら元気にすごされていますが、ある病院に三年間も通院しながら症状が改善しないため当院に来られたという女性もおられます。

こちらの女性も明らかにバセドウ病でしたが、「手のふるえなどは相当以前からありましたが、気にもとめずにおりました。しかし、あまりにも体重が減ってくるので」、D病院診察を受けたところ甲状腺の病気だと診断され、約三年間通院したということです。しかし、なかなかすっきりとよくならないので、しばらく治療をやめてみると再び症状が悪くなるので当院の診察を受けにこられたということでした。

入院は誰しも望みませんが、この女性の場合は顔色が黒ずんできており、いろいろなところの機能障害も併発するおそれもありました。入院しても日常に問題はないということでしたので、直ちに入院していただき約二カ月間治療を続けました。順調に快復された後は定期検査のときだけ通院され、とくに症状はなく落ち着いた日々を過ごされているということです。

ある中年男性は職場の集団検診で「ノドが腫れているから精密検査を」といわれて当院の受診に来られました。

「いくら寝ても眠くて疲れやすく、食欲旺盛なのにやせてくるのでおかしい」と思っていたとのこと。それでも、倒れるまではたらくのが企業戦士と呼ばれるこの世代の特徴です。最近は企業戦士という言葉も流行らないそうですが、日本の企業社会では病名ではない「過労死」が少なくなく、「うつ病」は深刻になっています。

この男性の場合、慢性甲状腺炎（橋本病）でした。甲状腺が硬くなって正常に働かないため甲状腺ホルモンが不足して体全体に影響しているのです。これを治す特効薬はありませんが、ホルモンを補給する薬を飲んでいれば日常の生活には耐えられます。まだ働きざかりでもあり、その薬を一日一錠ずつ飲んでもらい、定期検査の通院だけで十年以上経過しています。

自営で商売をされている人は集団検診がないこともあり、忙しさにかまけて発見が遅れがちになります。ある商売人の男性は、食欲はあり人の二倍も食べているのに六十五kgあった体重が五十四kgまで減ってきた。なのにシャツの首回りがきつくなった。心配した奥さんに「それだけ食べてやせてくるのは不思議。一度診てもらったら」と言われてようやく重い腰をあげ、神戸の某病院で「甲状腺機能亢進症」と診断された。その後、知人から当院のことを聞き、当院の治療をうけに来られたということでした。

この男性は体重が減っていたにもかかわらず、甲状腺が腫れて大きくなって、シャツが合わなくなっていたわけです。甲状腺の症状を知っていれば、もっと早くそこに気づいていたでしょう。

どんな病気にも、からだが発する気（波動）の変化、不調のメッセージがこめられています。ところが当の本人が気づかないことも多いのです。たとえ気づいても、我慢を重ねたり、多忙を言い訳にして受診を遅らせてしまいがちです。家族や周りの人の意見を素直に聞いていれば、ここまで症状が悪化していなかったのに……と残念に思うことがよくあります。

自分のからだの不調メッセージを聞くためにも、ふだんの健康な状態のときがどうなのかということを日頃から自覚しておくことが大切です。

難しい手術のとき、不思議なメロディが聞こえる

「いよいよ手術日。はじめての手術、そして首の手術ですから、ひとつまちがえば死ぬかもしれない。手術前日からは、やはり不安と心配でいっぱいになりました」

これは結婚前の女性が書いてくれた感想文の一部で、私が患者さんに執筆をお願いした「体験記」のなかにあります。

甲状腺の手術は一、二時間、長くでも三、四時間ですみます。当院では局部麻酔でおこないますので（麻酔医のいる総合病院では全身麻酔）、患者さんは眠くなったりしても意識はあります。体験記の続きはこうです。

「先生の『電気メス……』といった声が今でも耳の奥に残っています。『手術、終わりましたヨ』という看護婦さんの声と、点滴の針をさす感じを残したままで私はねむりました。たぶん、手術の緊張から解き放たれた快いねむりだったと思います。あとのことはあまりよく覚えていませんが、目をさますと見なれた両親の顔がありました。ああ、生きていたんだなあ、と本当に嬉しく思いました。『若い女性だから、傷あとがひどく残らないようにしましたよ』と先生から説明をうけ、そんな細かいところまで気を配って下さった先生に感謝しました。略……、手術をしてからは体調も良く、太っていた私も、少しずつやせて、良いことばかり続きました」

そして、諦めかけていたという結婚もされ、やがてかわいいお子を授かりました。医師としてこんなにうれしいことはありません。

この女性の甲状腺手術は予定どおり一時間ほどで終わっていますが、体験記に見るように、本人の不安と緊張は相当なものでした。私は、ニコニコ笑ってその緊張をほぐし、手術前にはとにかく安心してもらうような話をしておきます。いわゆる患者の立場になってのカウンセリングです。

どんな症例の場合でも自信をもって臨みたいのですが、ガン転移の甚だしい症例などでは思わずためらうこともあります。

ガンの再発・転移を防ぐためにおこなうリンパ節廓清《かくせい》（リンパ節を広く切除する手術）のときは、狭い手術野でひどい癒着や浸潤を剥離しなければならず、その時に大量出血の危険があるからです。しかし、取り残せば再発は必至であり、完治を目指すためには廓清を進めるしかありません。メスを持つ手がふと考え込んだように止まります。そして、このように極度な緊張のときに限って、不思議なメロディが聞こえてくるのです。

この奇妙な体験については前章でも少しふれましたが、そのメロディは鼻歌でハミングをしているような、穏かとも、静かとも、優しいとも、楽しいとも、温かいとも、言葉にはなんとも表現しがたいものでした。私の幻聴かと疑いつつ、前に立っている助手の看護婦に「今、声を出していたか？」と聞いたことも度々ありました。看護婦らの返事は常に「いいえ」でした。

こんなに緊張を要する場面に限って、なぜメロディが聞こえるのか。自分の緊張の足りなさではないか、不謹慎ではないかと自身に何度となく自問しました。

しかしこれも不思議なことですが、このメロディが聞こえてくると、なぜか私の手先がスムーズに動きだし、手術が無事に進行していくのが常でした。

この術中の「メロディ」は何らかの危険を伴う場面や、慎重さが要求される場面のときに聞こえてくるので、やがて私は気づきました。

「ここは十分注意してすすめよう」と私自身が感じたその瞬間に、この「メロディ」が注意喚起をうながし、私をサポートしてくれたのです。自分が手術をしているというよりは、何かの力で手術をさせられているかのように感じたこともありました。

何かの力とは、サムシンググレートというほかに言いようがないのです（後日、某霊能者から「それは緊張をリラックスさせる神の計らいです」と言われました）。

神人三脚の診療

いつ頃から不思議なメロディが聞こえるようになったのか。その時期は定かではありませんが、開業後のかなり早い時期からのような気もします。しかし、こんな話を誰ともなくしようものなら、「あそこの医師はちょっと頭が変らしい」などと変な噂がたって医院への信頼と評判を落としかねません。

この経験を初めて明かしたのは約十年ほど前でした。

私は開業以来、医師を派遣してもらうでもなく、全てただ一人で治療をおこなってきましたが、有り難いことにサムシンググレートは常に私を助けて下さり、何とか大事に至ることなく今日まで来られました。

ある手術の途中で中断を決めたときも、偉大な力がはたらいてくれたのです。

それは、進行性甲状腺ガン症例の術中のときでした。胸の中央の両側の肺に囲まれた気管や食道、心臓などがある胸の空間を縦隔洞と言いますが、その患者さんは胸骨の少し下に転移がありました。それは切除できると思っていたのですが、どうしてもいつものように手が進まないのです。ふと、「中止したほうがよい」という想いが脳裏にうかびました。

そこで私は、「これ以上は危険だからやめよう」と、スタッフと患者さんに告げて手術を中断し、開いた傷を閉じました。手術はすべて局所麻酔で行なっていましたから、術中でも患者さんと話ができたのです。

私が一人ではできないような、胸の中（縦隔洞）や気管、肺まで転移が広がった進行ガンなどは、長いお付き合いで日頃から信頼している京都のN先生にお願いするのが常でした。この患者さんの根治術もN先生に事情を話してお願いしました。

後日、N先生からは、「縦隔洞の深部まで広範な転移があり、無理に手術をしていたら大出血で危険だったでしょう」という報告がありました。

現代医療は専門分野がこまかくわかれたことが短所になっているのは事実です。しかし逆に、専門分野の先端機器とその専門医の経験と技を生かして連携できることは大きな長所でもあるわけです。私とN先生との連携はまさにその事例に当たるでしょう。

私がもし手術を続けていたら、はたしてどうなっていたか。おそらくN先生の報告からして、患者さんを死に至らしめていたかもしれません。そうならなかったとしても、術後のガン転移は避けがたかったでしょう。

ですからこのときも私は、「サムシンググレートが止めて下さった」と思わざるを得ませんでした。理屈はどうあれ、患者さんを救ってもらえたのですから有り難いことです。ただ感謝あるのみです。

このような体験は手術に限ったことではなく、日常の診療場面でも数々の不思議な体験を重ねてきました。直感的にいろいろな問題を啓示されたり、病名や治療法が突然閃いたり、気がつかなかったことを後で教えられたりしました。

医師のくせにサムシンググレートなんて、と失笑する人も、軽蔑する人も、人によっては不信感を持つ人もあるでしょう。私はどう見られようと、患者さんさえ元気を回復してもらえれば、私の役目は果たせたことになると思っています。

そもそも病は自然治癒力があるから治るわけですが、その手助け（診療）をするのが医師とサムシンググレートです。そこで私は「神人三脚の診療」と名づけていますが、これも甲状腺という小宇宙から私に送られたメッセージなのでしょう。

身体という大宇宙と微細細胞～「千島学説」について

人体の小宇宙はもちろん甲状腺という器官だけでなく、すべての臓器、すべての細胞や神経、血液、遺伝子、そしてミトコンドリアなども小宇宙といってよいでしょう。

これらの小宇宙をどのように数えたのか知りませんが、人間の身体は銀河系の星の数より多い六十～百兆個もの細胞からできていると言われています（細胞の定義により、三百～一千兆個という説もある）。しかも毎日、六千億個の細胞が死に、同じ数の細胞が新たに生まれているということですから、一秒間に一千万個以上の細胞が生死を繰り返しているという計算です。

これらの細胞という小宇宙が絶妙な仕組みとネットワークによってつながることで私たちの「身体宇宙」は成り立っています。そして、それぞれの小宇宙はそれ自身の生命体として生死を繰り返しています。顕微鏡でようやく見えるこれらの微細細胞からすれば、私が専門とした甲状腺という器官は、銀河宇宙といえるほどの大きさに匹敵するでしょう。

では、私たちのからだを流れる血液はどのような細胞からでき、どのようなしくみやはたらきをしているのでしょうか。先ず、学校の教科書風におさらいしてみます。

血液は、動物体内をめぐる主要な体液で、全身の細胞に栄養分や酸素を運搬し、二酸化炭素や老廃物を運び出し、細胞が生きてゆく上で必要不可欠な媒質である。

血液は、血球成分（血液細胞）と血小板、血漿成分（液性成分）からなり、また血球成分（血液細胞）は赤血球（96％）白血球（3％）血小板（1％）で構成される。

血漿成分は水分（90％）、血漿蛋白質（7％）、そのほか微量の脂肪、糖、無機塩類で構成される。血が赤いのは、赤血球に含まれるヘモグロビン（鉄を含むタンパク質）という色素に由来する。

そして、血液は骨髄で造られるという「骨髄造血」説が定説となり、白血病患者にはほかの人からの骨髄移植手術がずっと行われ、いまもそれが続いています。そんなことから多くの人は、「骨髄造血」説が〝科学的常識〟と思っているのではないでしょうか。

それに異を唱えたのが千島学説です。

簡単にいうと、「赤血球は腸で造られる」（腸内造血説）と「赤血球は細胞に変化する」というものです。千島喜久男という研究者がその論文を発表したのは一九四七年九月のことでしたが、あまりにも突飛な理論としてまったく無視されてしまったのです。これを認めると、生物学・生命誕生の基礎を根底からくつがえしてしまうからです。またこれを認めると西洋医学に基づく現代医療の考え方も否定されてしまいます。

そのため長い間日の目をみない闇に葬られた学説でした。この学説が出たころ私はまだ高校生でしたし、この説は長いあいだ医学会で知られていませんでした。ところが、その当初から千島学説を支持した医師や学者もいるにはいたのです。

その一人が、当時、東京歯科大の助教授だった森下敬一氏（医博）でした。森下先生は、クロロフィル（葉緑素）の生理作用を研究していたときに赤血球が妙な形に変化するのを発見し、その後もウサギなどの動物実験を重ねた結果、千島学説を強力に支持表明したのですが、それでも学界では相手にされないまま今日に至っています。しかし、ノーベル賞を受賞したiPS細胞、世間を騒がせたSTAP細胞などが注目をあつめたころから、千島学説を支持する医師や学者も増えてきたように思います。実は、私もその一人です。

千島学説についてもう少し要約的に説明すると、次のようになります。

①血液（赤血球）はからだの組織に変化する。（赤血球分化説）

②赤血球は骨髄で造られるのではなく、消化された食べものが腸の絨毛で変化したものである。すなわち血液は食べものからできる。（腸管造血説・赤血球起源説）

③からだの組織（細胞）は分裂によってのみ大きくなるというのは正しくない。細胞は、細胞でないもの（赤血球）から新しく生まれ、からだは大きくなり、またその大きさを保つ。（細胞新生説）

④生殖細胞（精子・卵子）は、からだの組織と別のものではなく、からだの組織の一つである赤血球が変化したものである。（生殖細胞の体細胞由来説）

（このほか詳しく知りたい方は、森下敬一先生の著書やネットなどをごらんください）。

「赤血球が体細胞に変わる」という千島学説によれば、赤血球こそが万能細胞のルーツともいえるし、理論的にはあらゆる細胞が万能細胞になるわけです。生体内の血流を天の川銀河とすれば、毎日六千億個もの微細細胞が生死をくりかえしているということも何となくイメージできるでしょう。すなわち、私たちの身体は微細細胞からすれば大宇宙そのものです。

今後、千島学説が世に広まれば波動医学でも研究が深められるだろうと思いますし、ひいてはホリスティック医療につながると私は直感しています。しかし残念ながら千島学説は異端のらく印が消えたわけではなさそうです。これは医学界に限ったことではなく、人間（世間）に広まった〝常識〟という固定観念はなかなか変わらないという事例の一つにすぎません。

「いちばんたいせつなことは、目に見えない」のです。

固定観念から心が自由になったとき、サムシンググレートの声が聞こえたり、直観力がはたらいたりするのだと思います。

DNAにもある自己修正スイッチとエピジェネティクス

DNAが遺伝物質であることがわかったのは一九五二年のこと。その翌年、ワトソンとクリックの二人によってDNAの二重らせん構造が明らかにされました。ただしDNAそのものが発見されたのは一八六九年ですから、遺伝子構造が解明されるまでに八十年以上の年月を経ているわけです。しかもそれは大勢の研究者たちによって達成できたものです。

二〇〇三年、世界各国の研究者が参加協力した「ヒトゲノムプロジェクト」によりヒトの全ての遺伝子が完全解読されました。DNAの二重らせん構造が発見されてからちょうど五十年がたっていました。ちなみにゲノム（Genom）はGene（遺伝子）とChromosome（染色体）の合成語で、ヒト一人の遺伝子に含まれる三十二対の染色体を構成する三十一億塩基対もの配列を解析しなければならなかったのです。スーパーコンピュータなどの最新テクノロジーがなければ不可能なことでした。人類はついに「生命の設計図」を手にした、二十一世紀科学の最大の発見であると、世界中に報道されました。

DNA構造やヒトゲノムの解析は、生命科学やバイオテクノロジーの急速な進化をうながし、さまざまな疾病と遺伝子との関係、あるいは難病の治療や予防、新薬の開発などのほかにも、幅広い分野で活用されるようになりました。

たとえば生物科学においては、世界の人類のゲノムは、同じ人種間の（白人同士）のゲノムの相違より小さく、人種概念に生物学的根拠はないことが証明されたり、人に最も近いとされるチンパンジーのDANとヒトゲノムはわずか1・23％しか違わなかったということがわかりました。考古学では、古い地層から発掘した人骨や動植物のDNA解析でその人種や性別・年代を測定できるようになりました。DNA鑑定は犯罪捜査にも活用できるし、とにかく遺伝子情報はさまざまな分野での「宝の山」となったわけです。

農業分野（バイオテクノロジー）では害虫や農薬に強い遺伝子組み換え種がつくられるようになりました。しかも農薬をつくる会社（たとえば多国籍企業モンサント社）が虫や農薬に強い野菜の種をつくるのですから、自然生態系の破壊だけでなく人体への悪影響が心配されています。

ムシやミツバチは、野菜や果物の花に飛び回って受粉する大事な役割を担っていますが、近年そのムシやミツバチが日本だけでなく世界各地で激減しており、遺伝子組み換え種や農薬使用の反対運動も起きていると、知り合いの農家さんは怒りをこめて話していました。

諸刃の剣、という言葉があるように、何事においてもプラスの面があればマイノスの面もあるということは、このDNAにおいても当てはまるのです。放射線の研究でノーベル賞を二度も受賞（物理学賞と化学賞）したマリ・キュリーは科学の進歩に多大な貢献をしましたが、一方でその放射能（原子力）が人類に大きな悲劇をもたらしています。科学の新発見は、その使い方で「パンドラの箱」となる可能性をつねに秘めています。

DNAが「生命の設計図」であることは相違ないにしても、あたかも万能のように神話化され誤解を生みだしました。両親から受け継いだ遺伝子情報は生涯において不変という考えが一般に広まったのです。

細胞核内のDNAには、細胞の活動における構造的・生理学的な表現形が暗号化されていますが、それは情報マニュアルにすぎず、化学反応の触媒となるタンパク質の「酵素」がはたらかなければ細胞のエンジンは駆動しません。生体のしくみは一事が万事、複雑で精妙で神秘的で、つねにどこかに「秘密」が隠されているように思います。

ここでふと思い出しました。かつてある医師が書いた著書「脳内革命」という言葉が流行ったことがあります。たしか脳内ホルモンを活性化すれば潜在的能力が開発されるというような単純な論理でした。企業の人材研修にもこの本が活用されたりしたようですが、その流行は数年ですたれました（医療界にはこういう現象は数かぎりなくあります）。

ヒトゲノムへの誤解もどこか脳内革命と似たところがあると思いますが、DNAは決して不変の設計図ではありません。環境によって変化する遺伝子（染色体）のスイッチがあることもわかってきました。内面の変化や外部からのちょっとした刺激でも突然変異し（スイッチが入り）、自己修正（治癒）してその環境に適応しようとするわけです。

これはエピジェネティクス（epigenetics）と呼ばれ、近年さかんに研究されています。「DNA塩基配列の変化を伴わない細胞分裂後も継承される遺伝子発現」と定義されていますが、平たく言えば、遺伝子の後天的発現ということになるでしょうか。DNAが環境要素によっても変化するということです。たとえば、発ガン物質の多くがエピジェネティクなものと考えられています。

DNAの二重らせん構造はたしかに美しく、エピジェネティクスのことも含めて生命の神秘を感じます。サムシンググレートの意思をそこに感じる人も少なくないのではないでしょうか。

ミステリアスな仕組みを動かすものは

双子の兄弟でも性格やものの考え方が違いますが、育った環境が異なればさらにその違いがあらわれます。そして後天的に変化した遺伝子情報（エピジェネティクス的な情報）の一部は、次の世代にも遺伝することが明らかにされています。

たとえばマウス実験で、高脂肪のエサで肥満させた雄のマウスを、普通のエサを与えた雌マウスと交配させると、子ども世代のマウスも肥満率が高くなることが実証されています。食事や住環境、過剰なストレスなども免疫システムにダメージを与えることがわかっています。

心理学の分野では孤独な人は病気になりやすいことが以前から指摘されていましたが、エピジェネティクスの視点から遺伝子(免疫細胞のうちの白血球の遺伝子)を解析したところ、やはり強い孤独感をもった人は病気のリスクを上昇させるという結果がでたのです。その人が社会的に疎外されているかどうかという客観的事実よりも、本人がどれだけ「孤独を感じているか」という主観的な感情のほうに免疫細胞との関連性が強かったということです。このことは、孤独感＝心のストレス＝免疫力の低下という経験的図式からも納得できます。実際、心の状態が健康といかに深くかかわっているかということは、長い人生の間にはたいていの人が体験しているでしょう。

おもしろいことに「幸福感」が免疫細胞に及ぼす影響の研究というのもあり、深い満足感をともなうことに幸福感をおぼえる人の免疫遺伝子は活性化されていたのです。

こうした免疫細胞の解析を知ると、ヒトの身体が心と不離一体の関係にあり、しかも絶妙な仕組みで創られていることに改めて考えさせられます。もし、「生命の設計図」であるヒトゲノム（ＤＮＡ）が環境変化に適応できない頑固者であったなら、人類はとっくに滅びていたでしょう。遺伝子そのものに柔軟なエピジェネティクスの仕組みが創られていたことに私は感動をおぼえます。

ＤＮＡは核という細胞小器官に保管され、核膜という防護壁に守られています。そして必要な遺伝情報だけがＲＮＡ（リボ核酸）にコピー（転写）されて、細胞質に運ばれていきます。それから先も複雑なプロセスがありますが、その一連のプロセスを遂行するには莫大なエネルギーが必要で、そのエネルギーを供給しているのがミトコンドリアという直径１ミクロン以下の細胞小器官です。

動植物のなかで独自のＤＮＡをもつのは核とミトコンドリアだけで、核に含まれるＤＮＡとミトコンドリアのＤＮＡはまったく別物です。それを区別するため、ミトコンドリアＤＮＡは「ｍｔＤＮＡ」と呼ばれています。

原核生物（バクテリア）を先祖に持つミトコンドリアによって複雑な生命機能を営む生物の進化が可能となったといわれています。ひとつの細胞中には平均で３００―４００個のミトコンドリアが存在し、全身で体重の10％も占めているということです。生命エネルギーの製造工場の役割をするミトコンドリアが存在しなければ私たちは生きられないというわけです。

そんなミトコンドリア研究に魅入られたある研究者は、ｍｔＤＮＡ進化の過程などを研究すればするほどミステリアスな謎が深まってくるし、おそらく永遠にその謎は解けないだろうと語っています。

先述したように、私は甲状腺という小宇宙の治療のなかでサムシンググレートのメッセージ（メロディ）を聞いて何度となく助けられました。まさにミステリアスな体験でしたが、ＤＮＡエピジェネティクスにしろ、ミトコンドリアにしろ、精妙かつミステリアスな構造や仕組みにおどろかされます。そして実はこのこと自体、私たちに深い示唆を与えているのではないかとも思えるのです。それはつまり、いかに精妙な仕組みの細胞でも、意識がなければ生きられないということです。

その意識をホリスティック医学の観点から言いかえれば、サムシンググレートにつながるスピリチュアリティにほかなりません。

第3章

自然治癒力はサムシンググレートの贈り物

われわれ人間は、種としての長い歴史の大部分を、
近代医学も代替医療もなにもなしに、
そもそも医師という存在なしにやってきた。
種の存在そのもののなかに
治癒システムの存在が組みこまれているのである。

アンドルー・ワイル

「基準値」というのは統計のトリック

いまや自然治癒力という言葉は、医療関係の本だけでなく、食や健康などに関するあらゆる本に使われています。それほど広く世間一般に認識されるようになったことは、たいへん喜ばしいことです。しかしその一方で、現代医療の現場では自然治癒力に反するような治療が日常的におこなわれていることも事実です。

検査万能のような感のある現代医療の現場では、患者さんを悩ませる基準値という問題があります。患者さんはしばしばこれを「正常値」と勘違いされますが、基準値というのは統計のトリックです。

正常値という統計に惑わされてはいけません。正常値というのは「九五％の人がこの値を示した」という数値ですが、正しくは「基準値」と呼ぶ方が適切です。なぜなら、基準値から外れているからといって、残りの「五％」の人が異常とは言い切れないからです。

あなたは世界中でたった一人の存在です。他の誰とも異なっていて当たり前です。だからこそ「個人」「個性」というのです。背の高い低いがあるようなもので、差があって当り前なのです。

あなたが健康な状態と感じるときでも、常に基準値内に入っているとは限りません。自分が基準値に入っていないからといって心配する患者さんが多いのですが、万人それぞれ個人として違っています。衣食住の生活の場も方法も、物事の考え方も、食べているものも働き方も、環境から生き方まで、すべてがみんな異なるのです。

それをたまたま統計という方法でひとまとめにして平均値（基準値）を出したと考えてみてください。服や靴を新調するときには、自分の体に合わせるだけでなく、デザインや色好みも選んで買うのに、医療の現場ではそういう個性を度外視したようなことがしばしばおこなわれているのです。何もかも基準値でやろうとすれば、その人の個性（生命）に備わった自然治癒力を弱めてしまうことにもなるわけです。

誰でもいろいろと調べてみれば、何らかの異常値、いわゆる基準値をはずれたデータが出てくるものですが、この異常値が全く出てこない人があります。これをスーパーノーマルと呼んでいますが、その頻度は、人間ドック学会の調査（二〇一一年）では全国でわずかに七・八％しかありません。つまり九二・二％の人が何らかの異常という訳ですが、その原因のほとんどが生活習慣病です。たとえばお酒やタバコの飲み過ぎ、食べ過ぎや運動不足などの生活習慣を改めたら改善するということです。まだ病気とまでは言えない状態を「未病」といいますが、それにしても「生活習慣病」とは、曖昧極まりない便利な言葉です。

もちろん検査の異常値が将来の発病へのスタートであることもありますから、異常が分かった時点で、自分で「これは改めなくてはいけない」と思う悪習慣があれば、それを改める努力は必要です。そのためにも日頃から自分の健康基準を知っておくことです。自分自身が元気で幸せで楽しく過ごしていられる状態を知って、それを保つことが大事です。

ちなみに私のところで使っている「臨床血液化学検査」という用紙は、検査結果の範囲をわかりやすく色分けしています。いわゆる基準値に入っている場合は黒色文字で、基準値を超える場合は赤色文字で、そして基準値以下の場合は、緑色の文字で示すようになっています。

多くの患者さんたちは、まず赤色が多いか少ないかに関心を持たれます。その値の高低よりは、異常値があるかないかが関心の的になるのです。確かに基準値に入っているということは一応の安全域にあるといえます。しかし、基準値に入っていないからといって異常だとは必ずしも言えません。特にその基準値からのはずれ方の程度が問題であって、わずかな変化は経過をみて判断すべきでしょう。逆もまた真なりです。その時の体調や年齢や様々な条件で変わります。

血圧や脈拍などは常に変動しているのが普通です。体を動かしたり、精神的に緊張したり、気温の変化などでも上下します。高血圧の患者さんに、余り腹を立てて興奮すると危険だというのは、よく知られたことです。

とにかく大事なことは、統計上の基準値は一つの目安として、自分自身が健康な状態のときの基準を知っておくということです。

非情の医学と有情の医学――医学はデータ化だけでなく物語化を

現代医学が強調してきた「根拠に基づいた医学」はエビデンス・ベイスト・メディスン（Evidence-based Medicine：ＥＢＭ）と呼ばれています。これに対して「物語と対話に基づく医学」はナラティブ・ベイスト・メディスン（Narrative-based Medicine：ＮＢＭ）と呼ばれています。

「ＥＢＭとは医療に際し経験や直感に頼らず、科学的な根拠に基づいて最適の医療・治療を選択し、実践する方法論であり、入手可能で最良の科学的根拠を把握した上で、個々の患者に特有の臨床状況と価値観に配慮した医療を行うための行動指針」と定義されます（一九九一年、カナダのDr・Guyattらにより医学雑誌で初めて用いられました）

ＥＢＭは診療行為に最新の臨床情報を取り入れて、その妥当性を科学的根拠で確固としたものにする点では見事な考え方です。一方のＮＢＭは、個々の人間の主観や経験、感覚・直感・感性・価値観などといったデータ化できない個人的な要素を重視します。

この両医学のあり方を、私流に極端に表現させてもらえば、ＥＢＭは生きた人間をロボット的にデータ化してとらえる立場であり、医師や患者の感情も入れないという意味では「非情の医学」の世界を構築する考え方であるといえるでしょう。

当然ながらデータ化できない痛みや、ましてや患者の不安・恐怖・喜怒哀楽などといった感情的要素はすべて無視され除外されてしまいます。私があえて「非情」という言葉を使う所以です。

これに対し、ＮＢＭではまず患者の物語を聞くことから始まり、そこに対話が生まれ、患者と医師をつなぐ「架け橋」ができます。医師である私の前で、苦痛や不安を訴える患者さんの話はまさにその瞬間を生きている人間の物語そのものであり、それはそのままその患者さん個人の「主観」であり、今そこにある「体験」です。

「『人間はそれぞれ自分の物語を生きている』ということができる。『病気』もその物語の一部として意味を持っているのであるが、一般の医師達はそれを無視してしまっている」と河合隼雄先生は述べています。

物語が進むにつれ、核心となっている病の全容が徐々にイメージ化され、それが両者の間で共有されて、共感・共鳴する部分が拡がっていきます。その過程で、「病苦」を抱く患者さんの病像が医師の中で徐々に明らかになっていくのです。

そして医師が患者の物語を理解して受け入れた時「架け橋」は完成します。

つまり患者の体験や主観による物語を主軸とする考え方です。大事なことは、この過程で体内ではすでに病に対する生命活動・治癒活動が始まっており、新しい物語が始まっていると私は考えています。ＥＢＭを「非情の医学」とすれば、ＮＢＭを「有情」の医学と呼びたいと思います。

しかし、実は現代西洋医学でも患者に主訴や病歴を聞くという段階があり、その聴きとった物語の内容がデータに置き換えられます。

荒っぽい言い方ですが、データ化された時点で、生きた人間が「モノ」に置き換えられ「病名」というレッテルがはられます。そしてそのレッテル（病名）のガイドラインの通りに、マニュアル化されたEBM的治療が行われるのが通常です。EBMに基づいた定型的治療が中心で個人差はほぼ無視されますが、多くの患者さんたちはそれを受け入れざるを得ないのが現代医学です。

私は話をわかりやすくするために、あえて極端な表現を使いましたが、むろんEBMを否定しているわけではありません。EBMの長所を取り入れながらNBMと密接に融合し、連携し合う必要があります。その医学・医療こそが統合医学・医療であり、そしてその先に真のホリスティック医学が成立すると、私は考えているのです。

プラシーボ（Placebo）効果

奇跡はそれを信じる人に起きる。

という英語の諺がありますが、これとよく似た日本の諺には「いわしの頭も信心から」というのがあります。これは節分の風習に由来するものです。節分のときにいわしの頭を柊の枝に刺して家の戸口に挿すことで、鬼が嫌う柊のトゲといわしの臭気で鬼を退散させようとしたのです。時代ははっきりしませんが、古い起源は平安時代のころからの風習と言われています。

都会のマンション暮らしでは柊を挿すところもなく、柊そのものも手に入りにくい現代では、さすがにこの風習は見られなくなりました。こうした風習を「迷信」の一言で片づけてしまいがちな近代的合理主義の考え方も、古い伝統や風習が廃れていく背景になっているのでしょう。しかし季節の巡りのなかで人々の「祈り」をこめて行われるこうした風習や季節の祭りごとはなかなか奥ゆかしくてよいものです。人々の暮らしの潤いやリズムにもなっている伝統行事が無くなったら、現代社会はいっそう殺伐としたものになるにちがいありません。

現代医療の世界ではこの諺にも似た「プラシーボ効果」というのがよく知られています。着色したカプセルにつめた砂糖を強力な鎮痛薬だと言って、外傷の患者に飲ませたら、実際に痛みが止まったという実験があります。これこそ心と体の関わりの証拠です。この効果のメカニズムはまだ解き明かされていませんが、代替療法ではプラシーボ効果を積極的に利用します。

プラシーボという言葉は「偽薬」という意味で知られていますが、その語源は「喜ばせる」「なだめる」という意味のラテン語に由来します。偽薬にかぎらず、プラシーボ効果というのは、私たちの言葉そのものにも備わっています。

身近な例をあげると、公園で遊んでいた幼児が石につまずいて転んで泣きじゃくっているとき、お母さんが「痛いの、痛いの、飛んでいけ〜」と言って、痛い処をさすったりすることがあります。幼児はぴたりと泣き止みます。そのとき何も言葉をかけずにするのと、お呪《まじな》いのような言葉をかけるのでは、プラシーボ効果は明らかにちがうはずです。

こうした言葉のもつ力、「癒し」のプラシーボ効果は、宗教の世界はもとより心理療法や伝統療法にも広く活用されているのです。

「木をみて森を見ず」というのが西洋医療の短所・欠点であるとよく指摘されますが、患者の立場になれば、いわしの頭であれ何であれ、病気が治りさえすればいいのです。

現代西洋医学だけでは十分ではありませんから、それを補うのが補完代替医療（Complementary & Alternative Medicine）で、頭文字をとってＣＡＭ（カム）と言っています。そして統合医療というのは、基本的には西洋医学とＣＡＭの両者から「良いとこ取り」するという在り方です。

私は、患者さんにとって望ましいＣＡＭを見つけたら、常に、これは自分に良いと信じて使いなさいと勧めています。なぜならＣＡＭを信じるか信じないか、言い変えれば、そのＣ

AMの効果に対する期待と希望があるか無いかで、その結果（プラシーボ効果）も変わるからです。

代替療法は自分で見つけ、信じてすることが大切

心理学者の河合隼雄先生は、代替医療の根本についてこんなことを言っていました。

「これは好きだ、これは信じたと思う人はどうなるかとやっていくと、療法に関係なく、その人の態度によって変わってくる。代替医療の場合、やっぱり自分の好きなヤツをやるでしょう。それから信じ易いやつ。そういう統計を取ると面白いんじゃないかな」

Aという療法でどうなったか、Bという療法でどうなったかではなくて、AであれBであれCであれ、本人がむちゃくちゃ好きになったのはどれか。つまり本人の気持ちや心のあり方を重視していると河合先生は言われ、その統計を取っていました。

心理学者としては当然の手法でしょうが、これもプラシーボに通じるお話です。なぜなら私は、「自分の好きな、信じ易い」代替療法を患者さん自ら選ぶこと、それが「代替医療」の根本だと思っているからです。

しかしそうは言っても、自分に合う好きな療法を素人が見つけるのは難しいと思います。そこで、統合医療がそのお手伝いをします。

あなたの場合にはこれを試してみては？　と統合医療として認められているものの情報を提案します。そこで十分に話し合って、納得づくで自分がやりたい治療法を決めるのです。このときに大事なことは、プラシーボ効果には医師と患者の人間関係、信頼が極めて重要な因子であることです。一般社会でも、信頼できないと思う人から、「これいいから、やってみて」と勧められたところでその気にはならないでしょう。

代替医療の元祖・アリゾナ大学のワイル教授は、代替医療についてこう語っています。「代替医療にはいろいろなものがあるが、その中で絶対に効かないという療法はないし、また、全てに効くという療法もない」と。

これは代替医療の特徴をよく示しています。と同時に、私たち人間の体はみんなそれぞれ違うのだということの証でもあるのです。

西洋医療では科学的とされる統計値や基準値を重視しますが、代替医療においてはもっと「個人差」というものを大切にします。

個人によって違うということが大事なポイントであって、統計という手法で、その基準値に収まっているというだけで、全て安全、安心という判断の仕方は代替医療の場面ではあまり通用しなくなるということです。Aさんに効いた薬でもBさんには効かないということは、現代西洋医療の中でも珍しいことではありません。場合によっては、人によって効果が逆になることさえあります。「プラシーボ効果」もそれとまったく同じで、効果の現れ方も個人差があるということを認識しておく必要があります。

何十万年という人類の長い歴史からみたら、医師があらわれたのはほんの最近のことです。それでもサムシンググレート（神様）の贈り物として自然治癒力が与えられていたから今日まで生きながらえてきました。「種」として存続してこられたのですから、自然治癒力は誰にも備わっています。そのことを忘れずに、「自分の健康は自分で守る」という気持ちをしっかり持って、自分に合う本物の代替医療を見つけることです。現代は情報が氾濫していますから、常日頃からそういう意識をもって、健康と医療について考えておいてほしいのです。

現代医学にもCAM（補完代替医療）にも絶対というものはない

この数年注目されている医療として、「テーラーメイド医療」というものがあります。テーラーメイド（tailor-made）医療とは、「個々の体に合うように考えられた」医療という意味です。つまり、個々人の違いに注目して様々な条件の中からその個人に合った医療を組み立てる医療ということです。例を挙げれば、遺伝子のDNAレベルでの個人の体質の違いを把握したうえで行う予防や治療などです。もちろん、すべてをDNAレベルで判断しようということではありません。

確かにすばらしいことですが問題がないわけでもありません。従来の医療は、万人向けに同じ薬を疾患の種類や程度に応じて処方してきました。人によっては薬の効き目や副作用の出やすさにも違いがありました。

テーラーメイド医療では、個人の遺伝子情報の違いを予め知っておいて、その人だけに合う医療を設定しようというのです。ヒトゲノム（人間の全遺伝子情報）の研究が急速に進むにつれ、予防医療という点でもこの医療は一つの方向になると思われます。

個人の遺伝子情報の違いを調べることで、病気になりやすい体質を事前に把握し、高血圧や糖尿病などの生活習慣病の予防や早期治療を行うことが可能になります。さらにがんや難病、胎児の先天性異常の有無まで遺伝子診断が可能となりました。先端医学の成果というべきでしょう。より安全に副作用が少なく、効果の高い治療が可能になれば医療費を節約できるかも知れません（健康保険が使えず、コストがかかって個々の医療費負担は増えるかもしれません）。

将来、ヒトゲノムを活用したテーラーメイド医療が主流となる可能性もありますが、実は遺伝子情報に頼りすぎるのも問題があるのです。生きている人間は心身ともに常に変化しています。それが生きているということですから、ゲノムの動きもそれに伴って絶えず変化しているはずだと私は考えています。実際、波動医学の研究などではＤＮＡさえも心の影響を受けて変化することが明らかにされています。

最近、米国の人気女優が、乳がんの遺伝子が見つかったということで、まだ「がん」になっていない乳房の切除手術をおこない世界中に報道されました。「がん遺伝子」があれば一〇〇％発がんするとはまだ証明されていないにもかかわらず、これも一つの選択肢であるかもしれませんが、凄い決断だとは思います。まして乳房は女性のシンボルであり、その上彼女は人気女優ですから、この報道は多くの女性たちにたいへんなショックを与えたことでしょう。

私はこの報道で、ヒトゲノムがあたかも絶対のように信じられることの恐さを感じました。問題点はそういうことのほかに、ヒトゲノムは個人情報としてその扱いは慎重のうえに慎重でなくてはいけないということです。まず倫理的な問題があり、自然の摂理に反する怖れも指摘されています。

そうした課題をクリアしていけば、現代医学とCAMの両方から良いとこ取りをした「テーラーメイドヘルス」の実現も目指すこともできるでしょう。しかし、ここで忘れてならないことは、現代医学にもCAMにも絶対というものはないということに加えて、私たち人間は霊性を備えた存在だということです。「霊性」を「祈り」に置き換えてもよいでしょう。

「科学は、測れないものを測ることはできないのである。それは、祈りの多くの側面が、ほとんど手つかずのまま残されているということである」（『バイブレーショナル・メディスン』リチャード・ガーバー）

データに振り回されない健康管理

信仰があるなしに関わらず、人は無意識のうちに祈っています。「宝くじが当たりますように」という希望的観測の祈りもあれば、家内安全や病気平癒、世界平和への祈りなど、その中身は人それぞれです。祈りの中身も日々変わります。

人間が生きているということはそういうことです。仮にヒトゲノムが絶対的なものであったとしても、ヒトの一生はそれで決まるというものでもありません。生活や家庭環境や食事、また物事の考え方によって人生は変わっていきます。

あらゆる生命の遺伝子はその固有種に独特のものであり、遺伝子があるから種は保存されてもいくのですが、それが絶対ではない証拠に、環境の激変などによって突然変異を起こします。それも生命の適応能力のすばらしさであり、遺伝子が不変のものでないことを示しています。

米国の人気女優は乳房の切除手術をしたことで当面の不安からは解放されたでしょうが、からだのどこかに再びがんが発生しないという保証は何もありません。繰り返すようですが、医学的統計の基準値というのも絶対的なものではないのです。それをいくら説明しても、わずかな赤信号のデータに心配する患者さんが少なくありません。そんなとき私は今できるだけ安心してもらうような説明に努めています。

データにおびえ、データに振り回されて落ち込めば、それだけで自然治癒力は下がります。ですから理詰めで考える人にはそれなりに論理的に、ただ心配性の人には自然治癒力を信じて経過を静かに見ることの大切さを話したりします。外科医であれ内科医であれ、とにかく患者さんを安心させるカウンセリングが不可欠なのです。

私も西洋医学を修めた医師として、検査機器が示しているデータを治療に活かしていますが、それだけがすべてではないということです。患者さんにもっとも大事なことは、自分自身の体で何か異常を感じとれる感覚なのです。

しかしこの感覚はいつのまにか鈍感になったり、眠りこけたりします。そうならないようにするためには、普段の生活リズムのなかで感覚を磨いておく必要があります。健康な状態の感覚に自覚がなければ、体調不良になったときにからだが発する異常の信号に気づかないか、気づいても遅れたりするからです。理想的には「野生の感覚」のような感性を研くことが望まれますが、それが無理としても、少なくとも毎日の生活リズムをしっかりと作ることが大切です。

健康管理とはそういうシンプルなもので、こまかなデータによって管理するのではなく、日々の生活リズムのなかで自分の感覚で作れるものです。精密機器の検査データには有形無形の心身両面の情報が読み取れますが、それは時々刻々変化していきます。ですから医師は、検査データを読みながら、患者さん自身が感じる「感覚」をしっかり聞き取ることが治療（カウンセリング）の基本なのです。

私は、患者さんの全体を見た判断で、経過を見る時間的余裕があるときには、その判断の根拠を伝えます。そして余りデータだけにこだわらずに、その後の変化についての必要な注意を伝えています。からだに備わる自然治癒力がきちんと働いていれば、からだはおのずと良い方向に変化して、何らかの感覚としてあなたに伝えてくれるのです。

病気へさそう「情報」という落とし穴

現代のような情報化社会では情報過多が弊害になってきます。余りにも多すぎる情報の中には知らなくてもよいような無駄なことがたくさんあります。またその中には、もっともらしいウソの情報もあり、人の心を煽るだけのつまらない情報もあります。プラシーボ効果は、それを信じる人に効く（効果がある）と先に言いました。しかし、自分がいくら信じやすいタイプだからといって、情報過多の海のなかでおぼれるのは賢明ではありません。そんなことは百も承知だと言いながら、怪しい情報を鵜呑みにしている人がけっこういます。

怪しいと思う情報でも、それを信じている人にとってその時点では本物です。ですから、それは怪しいと忠告しても聞く耳を持とうとしません。周りは呆れ果て、その結果ひとりで悩むことになったり、苦しんだりしてストレスを増やし、病気になってさらに辛い思いをする。こういうことになっては心も体も貧しくなるばかりです。

「情報化社会の落とし穴」とよく言われますが、私から見るとそれは「病気へさそう落とし穴」にもみえてきます。

たとえば、いまや何万種とあるらしいサプリメントについてみると、「これはいかにも」と思えるいかがわしいモノも少なくありません。それでも、それを飲む人が多いからそのメーカーは存続できているのだろうし、本人にはプラシーボ効果もあるのかもしれません。ですから一概には言えないのですが、そんなサプリメントに高いお金を払うぐらいなら、毎日三十分でも散歩してからだを鍛えてください、と言いたくもなるのです。もちろんサプリメントそのものがダメというのではなく、不健全な生活をしながら薬やサプリメントに頼ってばかりいては、いざ病気になったとき自然治癒力のはたらきも鈍くなるということです。

私は過去数十年、病気と「心」のかかわりをずっと見つめ続けて、「心」のケアを重点的に臨床に当たってきました。そんな私に届く健康に関する情報にしても年齢・性別・環境・生活方法・生活習慣・経済状態・人生観・死生観・宇宙観に至るまで、まさに玉石混交のさまざまなものがあります。それらをフルイにかけ自分なりに整理して、患者さん個々人に必要と思われる情報を伝えてきたつもりです。

いまは代替医療にしろ健康法にしろサプリメントにしろ、あまりにもその種類が多いので、何が本物なのか迷うのも当然ですが、それらを選ぶさいに一番たしかなことは、医師のアドバイスだけでなく自分の感覚にも聞くことです。その感覚のなかに、サムシンググレートの贈り物である自然治癒力が潜んでいるのです。

医師の一言が、自然治癒力にダメージを与える

「ガン恐怖症」で私どもを訪れる患者さんは少なくありません。簡単な風邪症状でさえ、

ひょっとして、肺ガンではないかという心の不安を隠してこられる方も珍しくないのです。

このように心配性の傾向の強い患者さんに対して、医師が不安を増長させるような言葉を吐いたら心が委縮してしまい、治るものも治らなくなったりします。心の影響はそれほど大きく、医師の不用意な一言が、せっかくの自然治癒力にダメージを与えてしまうのです。

私は、患者さんが悩んでいる病状について、診察・検査の結果とくに問題がなければ、心配することは無いことを説明します。それでも中には「薬は飲まなくてもいいのですか」と尋ねる方もあります。たとえばこんな対話です。

「今の状況で、毎日の生活上何かさしつかえがありますか」

「さしつかえがあれば、薬を飲むのも良いかもしれません。しかし、このまま放置しても自然に治るでしょうから心配ないと思います」

「そうでしょうか……」

「それなら、薬を飲みますか、それとも飲まずに少し経過を見ますか」

「いや……、薬はできるだけ飲みたくないです」

「そうでしょう。どうしても気が落ちつかなければいつでも薬を出しますが、あなたの場合は自分自身の自然治癒力を信じて、冷静に経過を見守ったほうがいいですよ」

私の考え方は、薬の使用はなるべく必要最小限に留めるということです。患者さんが自分の体調を冷静に考えてみて状況が納得できれば、たいていの方は薬を飲まずにすみます。病気が薬なしで良くなればそれに越したことはありません。患者さんが元気になって下されればそれでいいのです。それが同時に私の元気の素だからです。

患者さんが欲しいのは「安心」です。心配することが無いと言われたら、その時点で大方の問題は解決します。「病は気から」の良い例です。患者さんが心の悩みから解放されて、表情がパッと輝くのを見るのは嬉しいものです。

インフォームドコンセントは常識だが……

患者が、医師から治療法などを「十分に説明され納得したうえで同意」することをインフォームドコンセントといいます。昨今、これは医療の常識となっています。

そのはずなのですが、大病院では必ずしも患者さんが欲しがっている説明を充分にされているとは思えない実例にも出会います。説明不足というべきでしょうか、患者さんの疑問や不安感に十分な対応ができていないと思われるケースを、患者さんからしばしば耳にします。大病院の先生は忙しすぎて話をする時間がないのかもしれません。

最近よく耳にすることは、大病院の先生方は、患者の顔を見ない、目を見て話してくれないという風評です。医師たちがコンピューターばかり見ているという不満です。私はそんな話を聞かされるたびに残念に思い、情けない気持ちにもなります。

この点について、中村祐輔先生（東大医学部教授、シカゴ大学医学部教授）もその著書の中でこう記しています。

「パソコンに表示される検査結果だけを見て話し掛け、患者さんの表情を全く汲み取ろうとしない医師も少なくありません。単にマニュアルに従って流れ作業のように患者さんを処理するのは医療とはいえません。マニュアルのページが白紙になった瞬間に、『はいおしまいです』でいいのでしょうか」

ちなみに中村祐輔先生は私と同門の阪大医学部卒で、遺伝医学の世界的権威です。

患者さんにとってのインフォームドコンセントとは、客観的な事実を正しく伝えてもらうことです。たとえそれが辛い事実だとしても知りたいのです。

医療側として大切なことは、客観的な事実を正しく伝えるだけでなく、「患者さんを安心させる」「希望をもたせる」などという心配りです。時間は少々かかっても、患者さんの不安を軽くすることが医師としての大事な役割です。

一言、目を見て「大丈夫、ＯＫです」と告げればよいのです。患者はそれで安心できるのです。しかし患者にとって辛い真実を告げなければならないとき、同じ人間として医師も辛い気持ちになります。「がん告知」「余命宣告」などはとくにそうです。それを受ける患者側にもいろいろな方がいますから、説明の仕方にも迷いが生じたりもするでしょう。それでも医師は、患者の気持ちに寄り添いながら、穏やかにやさしい言葉で真実を告げなくてはいけません。

患者さんに少しでも希望がもてたら、その心の働きが生命力（自然治癒力）を高めてくれるからです。残りはわずかの人生でもその質が変わります。それが患者さんのＱＯＬの改善ということです。

絶望は禁物、自然治癒力を信じて

私は初診の患者さんには、病状について、まず私の印象や見通しを告げることにしています。患者さんが抱いていると思われるさまざまな不安や恐怖感について、その病気のことに触れながらまず不安を取り除くことから始めます。心の緊張からリラックスしてもらうことが何より大事なのです。

そして通常の診察から必要な検査をします。診断が確定したら、結果と治療方法を患者さんに説明することになります。ここまでは特に変わったことをしているわけではありませんが、患者さんの顔を見ながら対話する中ですべてを決めていきます。

ただそれだけのことですが、どんな場合でも決して絶望的なことは告げません。なぜなら、絶望的かどうかは、必ずしも人間が決められることではなく、まして医師が断言できるものでもないと私自身は思っているからです。たとえ医師が絶望的と思っても、その後の治療にベストを尽くしてみないと結果はわかりません。実際、末期がんが完治した人もいるのですから。

現代西洋医学的な治療が全てだと考えるか、ホリスティック医療・代替療法の可能性をフルに生かしてみるか、治療法の選び方によってもその後の経過は変わります。どの治療法を選ぶにしても、また最良の治療法を選んだにしても、絶望感の中では人間の自然治癒力は充分な力を発揮できません。しかしわずかでも希望の光があれば、そこには自然治癒力が働けるチャンスがあるのです。

患者さんの心の持ち方次第で、免疫力も自然治癒力もパワーアップするということは、さまざまな医療実験などからも明らかにされていますし、現実に多くの医療現場で見られることです。ドラマチックな、奇跡とも思える治癒体験者も珍しくはありません。

だから絶望は、とにかく禁物です。自分自身のすばらしい自然治癒力を信頼することです。その自然治癒力を左右するのは、生命の主役である、あなたの「心」です。

口では簡単にそう言えても、「不安と恐怖」に陥っている患者さんは生きる自信や意欲が低下していますから、それを取り除くことが先決です。安心を得ることが、その患者さんにとって一番必要な処方箋なのです。

薬も最小限でよいのです。痛みは不安緊張によって過敏になります。不安を和らげさえすればその痛みは、鎮痛薬がなくとも耐えられることもよく知られたことです。ひどい傷でさえ、鎮痛薬が不要な場合もしばしばあります。

このように、私は患者さんとの対話を心がけていますが、もし治療を受けている病院の医師が説明を面倒がっていたら、

「先生、一つだけ、一分でよろしいから教えてください」とお願いしてみて下さい。イヤな言葉ですが、大病院ほど「三時間待ちの三分間診療」が通常なので、一分くらいなら何と

かなるのではという理屈です。本来、三分間診療などは、あってはならないことですが。一分でも答えてもらえない医師であるなら、セカンドオピニオンの先生を探すより仕方がないかも知れません。

信頼されてこその医師冥利

甲状腺の病気は、治療によってその症状は改善されます。しかしもともと免疫力の弱い人は、不摂生な生活やバランスの悪い食事などでホルモンバランスを乱れさせ、自己免疫疾患を発症させたりします。自己免疫疾患というのは、体外から侵入してきた異物を排除する免疫システムが正常に機能せずに暴走し、自身の組織を異物と判断することで、自分自身の細胞・組織を標的にして攻撃するというものです。この反応は自己免疫反応と言われ、炎症や組織損傷を引き起こします。

私が患者さんと長いおつき合いになる場合が多いのは、甲状腺疾患の再発というより自己免疫性甲状腺疾患の患者さんが多いためでもあります。この紀伊半島地方には、当院が開業する以前から、甲状腺疾患が多いことは分かっていましたが、自己免疫疾患の患者さんも驚くほど多かったのです。

「先生！この病気は一生病やのー！」と、明るく元気に通院される患者さんが大勢います。

「小学校の頃に先生に診てもらった記憶がある」と、何十年ぶりかに受診に来られたりします。振り返ればあっという間の開業四十数年ですが、今更のように、本当に長いお付き合いだと思います。

数時間もかけて通院して下さる患者さんたち少なくありません。

「お元気ですか。お互いに長いつき合いになりましたね」

「もう何年になりますかね」

「お互い、年を取りましたね」

「お元気そうで何よりです」

「先生、ちっとも変わらない」

などと、十年、二十年ぶりの再会の挨拶から始まるのです。

ある日も、三十八年前に手術をした患者さんが三時間半も時間をかけて訪れました。

「お久しぶりですね。お元気でしたか」

「先生、首に異常を感じます。また甲状腺の病気ではないかと不安になり受診しました」

三十年以上経って頚部の手術の傷跡は殆ど分からなくなっていましたが、それ程の年月が経っても、甲状腺の病気が患者さんの心に深い影を落としていることがわかります。幸い甲状腺には何の異常もありませんでした。

三十年以上経っても、半日かけて私を訪ねて下さったこと、無事元気でいてもらえたことがとても嬉しくて対話が弾みました。患者さんの家の近くに病院があるにもかかわらず、「手術をした先生でないと納得できない」と言って、時間をかけて受診に来られたのです。たいへん有り難い言葉です。

「私も先生に助けてもらいました。お陰様で今は元気です！」というような言葉をしばしば聞きます。互いの幸せが行き交うひとときです。

一人の人間として信頼してもらえるのは何より嬉しく、そしてこれもまた医師冥利の一つです。

まず、対話ありきの医療を

元来、カウンセリングに興味を持っていた私は、患者さんと色々な話をすることも聞くことも好きです。

昨今は世間話のように聞くことが多く、二、三十分も話を聞くことも珍しくありません。待たせた患者さんには「ごめんなさい！　大変待たせてすみません」

「いえいえ、どういたしまして、先生もお疲れにならないように」

「いつまでも元気で、私よりも長生きして下さいよ！　先生が頼りだから」

……などと年をとった私への気づかいや思いやりの言葉を返して下さいます。そしてその患者さんとの話題に移ります。

私は患者さんの顔を見たら話したくなるので、その為にカルテに対話のメモを残しておくようにしています。次に会った時に話がつながるからです。

話がつながると、その後の患者さんの変化や動きが分かり、生活状態や生活上の心の動きもうかがい知ることもでき、患者さんをよりよく診ることができます。それが、患者さんの病状の経過にどんな影響を与えたのか、その経過がどうだったのかなどが、患者さんとの対話の中で、納得のいく結論や洞察が得られ、癒しにつながっていくからです。

「よく聞き、よく伝えることが、治癒へつながる」。

これは私のモットーです。対話することの大切さを日々感じています。

対話を通じて伝わる内容は、いわば患者さんの人生の「物語」です。「人生とは物語を作ること」とは河合隼雄先生の言葉ですが、物語の主人公は患者さんです。

先に述べたように、主人公の声や感覚を重視するＮＢＭ（ナラティヴ・ベイスト・メディスン）と検査データ重視（客観的根拠）のＥＢＭ（エビデンス・ベイスト・メディィス）とは密接に連携していく必要があるわけですが、残念なことに大病院の医療体制はそういう方向にすすんでいないというのが実情です。そこにはたらく医師が個人的には患者との対話を大切に考える医師であってもです。

極端な言い方をすれば、検査データばかりに頼り患者さんとの対話を忘れた現代医療への不信感から、統合医療へのムーブメントが起きてきたと言えると思います。患者との対話を無駄な時間と考えている医師はそれほどいないと信じたいのですが、患者の不満の多くがその点にあるというのは、とくに大病院の現状です（患者自身の大病院志向にも問題はありますが……）。

病院（医師）側からしたら、患者との対話時間を増やすためには、その時間に応じた診療費（保険点数）の十分な裏付け・保証が必須となります。しかし国の医療費抑制政策のなかではその実現はたいへん困難な課題です。双方の立場や思惑の違いは十分に理解できますが、いずれにしろこれまで見てきたように、患者との対話は決して無駄な時間ではなく、治療以前に必要不可欠なカウンセリングにほかならないのです。患者の心を安心させるカウンセリングが自然治癒力を高めるからです。

繰り返しますが、統合医療、ホリスティック医療のスタンスは、NBMとEBM双方の長所を生かそうとするものです。当然、患者との対話を重視します。まず対話ありきで、それを無視した医療など私には考えられません。どんな専門医になるにしても、これから医師を目指す若い人にはカウンセリング技術を磨いてほしいと、先輩医師のひとりとして切に願っています。

第4章

病気になりにくい人、なりやすい人

（健康とストレス）

未来科学としての波動医学には、
「いつも健康な人がいるいっぽうで、
つねに病気を患っている人がいるのはなぜなのか」
という疑問にたいする解答のヒントも含まれている。

リチャード・ガーバー

お釈迦さまにもストレスはあった

医者の不養生、医者の早死に……、という言葉があります。

この言葉には、「医者であれば自分の健康管理はできるだろうし、病気も治せるだろうに」という世間一般の見方のなかに、多少の皮肉も込められています。これはある程度当たっているとは思いますが、医者（専門家）だからといって長生きできる保証などありません。

私が外科教室に入局した昭和三十三年頃、こんな話を医局で聞いたことがありました。

「医者の平均寿命は一般の人より五年短い。外科医はさらに五年短いから、平均寿命より十年短いということだね」と。

病気というのは、心の持ち方に大きく関わっています。心の持ち方はストレスに深く関わってきます。そして外科医の日常は一般的にストレスが多いので、平均寿命が短くなる、という三段論法になるのかもしれません。

現在、私は満八十五歳ですが、外科医として開業してから病気らしい病気にはほとんどかかったことはありません。研修医・勤務医として約十年経たあと、開業してほぼ半世紀、私はずっと一人で患者さんの治療にあたってきました。当然、看護師さんをはじめスタッフの協力のおかげによるものですが、医師は私ひとりだけなので、かなりハードな仕事であることは確かです。それでも何とか今日まで健康で続けてこられたのは、丈夫な体を生んでくれた両親とその先祖に感謝あるのみです。

「でも先生、何か健康法をしていたのではないですか」とよく患者さんたちから尋ねられますが、特に健康法を続けてきたということはありません。ただ思い当たることといえば、朝夕、神仏への感謝の礼拝を続けてきたということです。気晴らしと運動を兼ねてお付き合いゴルフを一時期していましたが、何かと時間の制約などがあるのが面倒でしだいに遠のきました。開業後は時間的余裕がなかったので、私の性に合っていたのは、学会出張のときにぶらりと出かける一人歩きでした。たいていは一泊か二泊の国内旅行で、行く先々で自然風景のスケッチ画を描いていると何もかも忘れて、至福のときでした。たまっていた疲れや無意識のなかのストレスもそれで解消していたのでしょう。

むろん生きている以上、ストレスのない人生なんてありえないでしょう。お釈迦さまでさえストレスはあったはずですが、長い修行をへたのち、そのストレスをストレスとしない心の持ち方（サトリ）を維持していたのでしょう。それでも人間は、老いから逃れることはできず、肉体の寿命には限りがあります。

お釈迦さまを引き合いにして、エラそうなことを言ってしまいましたが、私は別にサトリを開いているというつもりなど毛頭ありません。ただ、「病気とストレス」の密接な関わりを長年見続けてきた医師の経験に基づいて、この第4章のテーマを語っていこうと思います。

遙か昔から万人の願い

七十四歳で亡くなった徳川家康は、戦国時代の武将としては長生きしたほうで、自分で薬（漢方薬）を煎じたりするほど日頃から養生につとめていたようです。家康より六歳年上の豊臣秀吉が亡くなったのは六十一歳。歴史に「もし」はないけれど、もし秀吉があと十年長生きできていたら天下の行方も変わっていたことでしょう。

健康で元気で長生きしたい――。

このテーマは、秀吉や家康のみならず、遙か昔から万人の願いとして歴史的にも様々なドラマが演じられてきました。高齢化社会となった現代では、「ボケずに健康で元気で」あり続けたいと誰もが願うところです。「そのためなら死んでもいい」というジョークがあるくらいですが、ある程度の年配の人が言うと切実な願いに聞こえます。

一口に健康と言ってもとらえ方には多種多様の切り口があります。

たとえば、生活との関連では「衣食住と健康」「水と健康」「食べ物と健康」「住居と健康」「生活習慣と健康」「食品添加物問題」など……。

さらに「職場や労働環境・労働条件」「学校や社会環境」「都市と公害問題」「原発・放射能」「自然破壊と健康の関係」。また地球環境の「オゾンホール」の関係など、健康問題の切り口は実に多岐にわたります。

オゾンホールといえば地球を取り巻くオゾン層は強烈な紫外線から私たちを守ってくれており、皮膚がん増加との関係が知られています。そして近頃は「電磁波と健康」が大きな問題で、特に現代のＩＴ社会ではこの電磁波の影響をいかに抑えるかが大きな課題となっています。

このように科学と技術が爆発的に発展した二十一世紀の社会は、それ以前には考えられなかった、健康に対する負荷の問題が数多くあらわれてきました。水や添加物の問題などは、自分の注意と選択によってどうにかなりますが、一人でいくら努力しても防ぐことが難しい国や地球規模の問題が多く、知らず知らずのうちにその影響を被るようになりました。

こうした環境問題などもすべて含めて、健康に直接・間接的に影響を及ぼすものを、広い意味でストレス因子と呼んでよいと思います。いまや小さな子どもでも「ストレスを感じる」と軽く言ったりするように、現代はまさに「ストレス社会」なのです。

実際、現代人の「心と健康」を考えるうえで最も重視しなくていけない問題が、心のストレスなのです。

心の持ち様でストレスも生きるバネとなる

病気になる原因の多くがストレスという意味で、最近ではストレスキラーなどという言葉も使われ、NHKの特別番組なども放映されました。私はこの特番を見ていませんが、見た人の話によると、その特番解説で次のように説明しているそうです。

「脳科学や生理学など最先端の研究によりストレスが人の体に『ストレスホルモンの暴走』を引き起こし、脳細胞や血管を破壊して、人を死に追い込む詳細なメカニズムを明らかにした。さらに『乳ガン』の研究から、ガンの進行とストレスとの密接な関係が浮かび上がってきた。これまで漠然と語られてきた〝ストレスによる病の実態〟が、具体的に明らかになってきた」

ストレスが人体の「ストレスホルモンの暴走」を引き起こし……というのは間違いないのですが、まるで脳科学と生理学がすべてといわんばかりの説明に私は納得できません。西洋医学の流れにある脳科学や生理学はヒトのからだの仕組みを論理的・唯物的機械的にまとめてくれますが、すべてを脳がコントロールしているわけではなく、心や霊性の視点が欠けています。つまり同じストレスでも心の持ち方、考え方によって、その感じ方も影響も変わってくるということです。そもそも、記憶を保存するという脳の機序さえ本当のところはわかっていないことが多いのです。

「各人の世界像が同一であることの理由は、脳が互いに似ている、あるいは脳が同じように機能しているからではなく、われわれの心が一つだからだ。中略。非物質的な心は物質的な脳から完全に自由で、独立している。しかも脳と心の相互作用に必要とされるエネルギーを何ら供給することなく、心は完全に脳に影響を及ぼすことができる」（ラリー・ドッシー『魂の再発見』）

量子物理学や波動科学では、非局在性（nonlocality）という言葉をよく使いますが、この宇宙における現象は離れた場所にあっても相互に絡み合い、影響し合っているという意味です。非物質的な心はまさに非局在的であるから脳から自由で独立している、とラリー・ドッシーは言っているわけです。

ちなみに波動科学の研究者のなかには、宇宙の創生からのすべての記憶、人類のすべての記憶（歴史）も含めて、宇宙空間（アカシックレコード）にあると想定する人が少なくありませんが、私もその考えには共感しています。

同じ職場で同じ仕事をする、同年齢のAさんとBさんがいたとします。Aさんは仕事のストレスに負けて病気になり、Bさんはそのストレスを逆手にとって仕事の効率化を考えた結果、能率は上がり、残業時間を減らしました。退社後に趣味の時間を楽しみたかったからです。Bさんは、生き甲斐でもあるその目的を実現するために病気になっていられなかったわけです。

目的をめざしてがんばることが、はたして脳の生理学の問題でしょうか。そうではなく、AさんとBさんの大きな違いは、心の持ち方・考え方にあるのではないでしょうか。

ストレスが病気の原因であるのは確かですが、人によってストレスの受け方・感じ方は違うのだから脳科学や生理学だけでは本当の解決にならないということです。「ストレスと脳」だけではなく、「ストレスと心」の関係を探るためには、心理学や精神医学などの応用が必要ということです。

開業以前から「心と健康」ということが常に私の医療のテーマでした。そして五十数年にわたって甲状腺の病気を診てきたなかで、甲状腺の腫れ方を含めて、病状の消長と患者さんの生活状態（特に心の状態）が深い関わりを持つことをずーっと診てきました。

心の問題が甲状腺の病気とどれほど深い関わりを持つかということを、患者さんたちの様々な人生を通じて、そこにかかわる心の重要さ、喜怒哀楽の様々な感情の影響が強いことをつぶさに見聞きしてきました。

たとえば離婚問題・親族や親しい人達との死別・離別・病気・人間関係のトラブル・家族問題の悩み・子供のいじめ・入試対策・夫の浮気・職場の配置換え・転勤・失業・事業の失敗など、またこれら以外にも日常生活に関わる様々な出来事のすべてが関連していることを知りました。

このような人生上の問題、心に影をおとすストレスは、脳科学だけでは解けないはずです。考えるのは脳だとしても、心の持ち方によって辛い人生の対処法は違ってきます。悲しみのストレスで病気になる人もいれば、強いストレス（苦悩）を感じながら病気にもならず波乱万丈の人生を乗り越える人もいます。同じ環境・条件下でも病気になる人、ならない人の違いは心の持ち様です。心の持ち様でストレスも生きるバネになる、ということです。

どんな健康法にしても、体だけを鍛えて、心を忘れていてはいけません。心と体（脳）は決して別々ではなく、常に一体となって私たちは生かされています。

洗脳とマインドコントロールの違い

「洗脳」という言葉があります。この言葉で多くの人がすぐ連想するのは、オウム真理教の事件ではないでしょうか。

一般的に、他人（ひと）の心を自在にあやつることを洗脳と言いますが、脳というより心（考え方）をあやつると言ったほうが正確だと思います。すなわちマインドコントロールです。

ただし、マインドコントロールは、他人に自分の心をあやつられる（支配される）というだけでなく、自分で自分の心をコントロール（制御）するという側面もあります。そこが一方的な洗脳との大きな違いです。

人の心（意識）はつねに揺れ動いて定まらないために、四苦（生老病死）から逃れられない。お釈迦様は、この人生の苦しみから解脱（解放）することを切に願い、菩提樹の下で長いあいだ坐禅瞑想して、ついにサトリを開かれました。その後は、自分の心をつねに平常心でいられるようにマインドコントロールできるようになったわけです。

人生にはストレスはつきものです。むしろストレスがあるから、がんばろうという気にもなります。しかし先に述べたように、知らないうちにストレスを溜め込んでしまう場合があり、そんなときに体は異常の信号を発します。それがすなわち発病です。

頭の「脳」を鍛えたところで、このストレスから解放されません。ストレスをコントロールするのはあくまでも心であり、すなわち心の持ち方、モノの考え方にかかっているわけです。

こんなことはわかりきったことであるはずなのに、暴れる心をどうにか鎮めようとして、人は救いをもとめて何かにすがろうとします。そういうときに、一流の大学を出て、優秀な頭脳の持ち主であった青年たちが、たまたま出会ったのが洗脳集団・オウム真理教であったのが不幸でした。

なぜ、高学歴で頭脳も優秀な彼らが……と、マスコミは報道していましたが、頭脳が優れているから洗脳されることはないというのは大きな誤り、ということは人類の歴史そのものが明らかにしているところです。

健康ブームということが言われて久しくなりますが、健康食品のテレビコマーシャルでは大げさな、洗脳的な表現が飛び交っています。コマーシャルというのはそういうものだと言ってしまえばそれまでですが、その商品を衝動買いする前に、いまの自分の生活習慣のどこを改めたら余分なストレスを減らすことができるのかを、よくよく考えてほしいものです。

大衆消費社会ともいわれる現代は人々の欲望をかきたてる（洗脳といってもよい）無駄な消費があまりにも多すぎます。ストレスの要因はそんな消費生活のなかにもあると思います。グルメブームに乗せられて美食に走ったり、暴飲暴食を胃薬でなだめようと考えること自体が本末転倒です。そういう悪しき生活習慣や無駄な消費などは、心の持ち様、考え方ひとつで変えられます。ストレスをためないように自分の心をコントロールできる人が、すなわち病気になりにくい人ということです。

心のはたらきは遺伝子にも作用する

お釈迦様は人が生きるということを「四苦八苦」と説かれました。「八苦」とは、先の「四苦」のほかに、次の四苦を加えたものです。

愛別離苦（＝愛する者と別れる苦しみ）
怨憎会苦（＝怨うらみや憎しみと出会う苦しみ）
求不得苦（＝求めても得られない苦しみ）
五蘊盛苦（＝心身の活動をしているだけで次々と湧いてくるあらゆる苦しみ）

現代はこの四苦八苦のほかに、お釈迦さまのころには考えられなかった多様なストレスがあります。

近代文明の発達とともに、効率と利便性を追求してきた現代社会は、強烈な競争社会になっています。過激な競争は心身に避けようのないストレスを生み、いつ発症してもおかしくない未病の状態の人を増やしていることは事実です。しかし何度も言うように、人間生きている限り生活にストレスはつきものです。人々が常に求めるのは、いかにストレスを減らすかということでしょう。

ところで最近、人間の心の働きが人体の遺伝子の作用さえも変えることがわかってきました。『生命の暗号』の著者・村上和雄先生が提唱された現代の最先端「ゲノム医学」で心と遺伝子の関係を次のように述べています。

「多くの病気の発病がその遺伝子のスイッチのオン・オフによって決まることが判ってきた。そこで私は思いました。そのスイッチのオン・オフは誰がいつどんなときにするのだろうか、と。人はそれぞれ自分の遺伝子を持っています。そのスイッチのON・OFFもその人の体が行っている筈です。しかし誰しも、わざわざ自分から癌細胞の遺伝子のスイッチを入れたいとは思わないでしょう」

この点について、私は遺伝子のスイッチのオン・オフこそ「心の働き、それも生き方に関わる心の持ち方」によるものに違いないと考えました。人生のストレス（五蘊盛苦）が深く関わっていると思うからです。第2章の「DNAにもある自己修正スイッチ」で書いたとおり、それが正しかったことを、最近のエピジェネティクスの研究で明らかにしてくれました。

実際、日常的に喜びや感動、笑いなどが多い人、いわゆるプラス志向の「生き方」をしている人は顔色（血色）からして違います。私自身の医療経験から考えても、病気の治りやすい人は、何事でも前向きにとらえて積極的な人生観の持ち主である場合が多いことは明らかです。つまり、夢や希望・情熱・喜びや感動・家族への愛・社会への貢献・自然への感謝など、生き甲斐とともに感謝の思いの深い人は病気が治りやすい人であり、同時に病気になりにくい人でもあるのです。

これに対して病気の治り難い人は、悲観的で意欲がない、抑うつ傾向であるなど、概して消極的で虚無的な人生観を持っている人が多いと言われますが、実際私はその通りを経験してきました。

つまり、健康であるための心の持ち方を一言で言えば、今述べたような積極的な人生観をもつことです。

人は誰でも「自然治癒力」という名の〝お抱えの主治医〟を持っているのです。この「自然治癒力」というキーワードを最大限に生かすことが健康を保つ基本です。この自分の主治医（自然治癒力）は心の持ち方で働き方が変わるからです。

青い鳥はつねに自分の心の中に

「われわれはいつの日か、意識そのものがひとつのエネルギーであり、それが肉体の細胞レベルにおける変化に不可欠のかかわりをもっていることに気づくだろう。ようするに、意識は健康状態に刻々と変化をあたえているのである」

これは『バイブレーショナル・メディスン』（リチャード・ガーバー著）のなかの一節です。

この大宇宙・生命宇宙のなかで、何がいちばん不思議な現象かといえば、この「意識」をおいてほかにないでしょう。

あらゆる生き物に意識はありますが、そのなかでも人間の意識は高度な文明を築き、この大宇宙を科学的に認識できるようになりました。この意識がなければ考えることもできず、言葉も生まれず頭脳的な進歩もないわけです。

意識というエネルギーを追究する「未来科学としての波動医学には、『いつも健康な人がいるいっぽうで、つねに病気を患っている人がいるのはなぜなのか』という疑問にたいする解答のヒントも含まれている」と、同書の著者は述べています。

意識の謎は永遠に解けないかもしれませんが、ヒトの精神性や霊性というものを追究していくには、意識そのものを可能なかぎり解明していく以外に方法はないだろうと私は考えています。

しかし仏教に難解な唯識思想が生まれたように、「意識」はたいへん奥深い哲学的なテーマでもあり、本書でこれ以上述べることはさしひかえます。そしてここでは、意識という言葉を「心」に置き換えて話をすすめます。

さて、若い人たちは未来のどこかにいるという「幸福の青い鳥」を求めて生きています。私も若かりし頃はそうでした。未来に希望をもつこと自体はすばらしいのですが、忘れがちなのが今・現在の自分の心です。

「それ仏法は遥かにあらず、心中にして即ち近し」

弘法大師空海は、「般若心経秘鍵」の中で説いています。解説するまでもなく、幸せ（人生の真理）というのは遠くにあるものではなく自分自身の「心中」にある、ということです。ところが人はとかく遠い外ばかりに青い鳥を探し求め、自分の心をおろそかにしている、という戒めの意味も込められています。

人は自分が幸せと感じている時は、概ね健康な状態にあることが多いと思います。また、人は生き甲斐をもって、家族をはじめ世のため人のためにと働いているときは心が充実しています。その充実感こそ幸せというものですが、世の中に不平不満の多い人は、遠くの青い鳥ばかりを探し求め、「心中にして即近い」幸せを見失いがちです。そうするとやがてストレスが溜まり、思わぬ病気を発症しやすくなります。

私は、生き甲斐の見つけ方の簡単な考え方として、スタッフ全員に常に話していることがあります。それはとにかく「人を喜ばせて元気にしてあげること」、これを実行しようと心がけることです。

患者さんに元気になってもらうことは医師としては当然ですが、当然のことをしただけで生き甲斐を感じて、生気が湧いてきます。これは「愛」や「感謝」に通じることです。そういう意味の「幸福の青い鳥」はつねに自分の中にいるのです。

このことがわかれば、心は自然に感謝の思いにみたされ、幸せ感が自然治癒力を高めてくれて、病気を寄せ付けない体を維持することもできるのです。

サプリメントは必要か？

「先生、サプリメントをいろいろ試しているんですが、どんなものがいいでしょうか」

ときおり患者さんからそんな質問を受けることがあります。しかし解答はそう簡単ではありません。そこで私はまず食生活の基本を簡単に説明してから、その患者さんがサプリメントに何を期待しているのか、なぜサプリメントが必要と考えているのかを聞いていきます。

いまや何万種もあるといわれる健康補助食品（サプリメント）の詳細について私はほとんど知りませんが、そのうちの九割方は「過剰広告的」な内容のものだと、ある業者さんから聞いたことがあります。それでも、その九割の健康食品が市場に出回っているということは、それを信じて愛用している人々がいるからでしょう。

若いときには、こうした健康補助食品に頼ったりする人は少ないと思いますが、歳がいくにつれ健康の不安からサプリメントを愛用する人が増えてきます。ヒトのからだはミネラルという微量元素（鉄、亜鉛、銅、クロム、モリブデン、マンガン、セレン、ヨウ素など）やビタミン類が欠乏しただけでも何らかの症状が起こります。それほど生命の仕組みは精密にできているわけですから、昨今の食事事情を考えれば、サプリメントにもそれなりの効果を期待したいわけです。

ですが、治療にも効果がある人とない人がいるように、サプリメントも効果のあるなしは人によって違います。プラシーボ効果もふくめて、どんなサプリメントを選んだらよいのかは本人でないとわからないのです。もちろん私が「これはいい」と勧めるものもあり、HSJにもそれらを置いていますが、基本的には本人の選択がいちばんです。

野生の動物たちは塩分が欠乏すると特定の場所の土を食べたりします。自然の本能が、塩分のほかに微量のミネラルも含まれている土を見つけだすようです。健康なヒトのからだにもこうした自然本能がそなわっていますから、よほど偏食の人でないかぎり、からだが求めるものを欲するものなのです。しかし歳をとるにつれて健全な自然本能もおとろえてくるので、食品以外のサプリメントにも頼りたくなるのでしょう。

ただ、いくら自分には効果があると思えるサプリメントを愛用するにしても、食生活が基本であることに変わりありません。風邪気味だからと言ってすぐ風邪薬を飲む人がいますが、体をゆっくり休めるのが風邪予防の基本です。胃薬や睡眠薬など、何かというとすぐ薬に頼ったりしていると依存症になるばかりか、その副作用のほうも心配です。それと同じように、サプリメントばかりに依存するのではなく、偏りのないきちんとした食事をとるとともに、自分にあった日々の生活リズムを守ることが大切です。すなわち、何事につけ過度の依存症にならないようにということです。

いのちの「もったいなさ」を自覚して

日本には昔から素晴らしい言葉がたくさんあります。そのひとつが「もったいない」という言葉です。

広辞苑によると「勿体ない」とは、物の本体を失するという意味です。それは神仏・貴人などに対して畏れ多く、不都合であるということになります。不行き届きである↓過分のことで、畏れ多い↓かたじけない、ありがたい。というような意味合いから、あらゆるモノに対する感謝の気持ちがこめられた言葉になりました。そのモノの値打ちが生かされずに無駄になるのが惜しい、捨てては惜しいということになります。

私が子どものころは「もったいない」が当たり前のように使われてモノを大事にしていた

と思います。ところが戦後「消費は美徳」ということが喧伝されてから、しだいにこの言葉が邪魔者扱いのように後退してしまったのです。そして「使い捨て」のモノがあふれてきました。しかしこの言葉はただ単に、モノの消費を惜しむというのではなく、日本的美風や美徳をあらわしています。

この奥深い日本語を、一言で訳せる英語はありません。ほかの言語にもおそらくないらしく、ひとりの女性が世界共通語「ＭＯＴＴＡＩＮＡＩ」として広めることを提唱しました。その女性は、環境分野で初のノーベル平和賞を受賞したケニア人のワンガリ・マータイさんです。きっかけは、マータイさんが、二〇〇五年の来日の際に「もったいない」という日本語に感銘を受けたからということです。

彼女は、Reduce（ゴミ削減）、Reuse（再利用）、Recycle（再資源化）という環境活動の3Rをたった一言で表せるだけでなく、かけがえのない地球資源に対するRespect（尊敬の念）が込められている言葉として、「もったいない」に感銘を受けたのです。日本人にとって大変誇らしいことではないでしょうか。

よく考えてみると「もったいない」の言葉の奥には、「努力」や「苦労」、「時間」や「歴史」「文化」など、せっかく積み重ねてきたことを「失ってしまう」「無駄にしてしまう」ことへの無念さと悲しみを感じます。目に見えない心の想い、さらには、せっかく得られたつながりや、縁などを失うということに対する悲しさや寂しさ、悔いも含まれていると思います。さらにまた、この言葉には、《自然の恵み》に対する感謝の意味も含まれていました。それほど深い言葉なのです。

昨今、この言葉を聞くことが少なくなってきた感がありますが、この言葉を自分自身の暮らしのなかでどれほど感じているでしょうか。

こうして健康でいられるのは「もったいない」、毎日の食事がおいしいのは「もったいない」、家族がみな元気でいることは「もったいない」……というように。こういう「もったいなさ」は失われたときにその価値の大きさに気づいたりします。

病気になったときも同様で、健康のありたさ、もったいなさに改めて気づかされるのです。日ごろから不平不満や愚痴の多い人が病気になりやすいのは、生かされていることの「もったいなさ」に自覚が足りないからではないかと思われます。逆に言えば、病気はその人に「もったいなさ」を気づかせるために起きたともいえるでしょう。

そして言うまでもなく、病気になりにくい人は、生かされている自分のいのちを「もったいなく」思いながら、日ごろの養生にも努めている人であることは確かな事実です。

地球の自然環境がいっそう病みつつある今、日本にかぎらず世界中で、もったいない精神が広まることが望まれます。

人生の「賞味期限」はない

今の世の中、なんでも効率主義、便宜主義で、早くて便利なことが最高のように思われていますが、はたしてそんなに良いことなのでしょうか？

食品を例にとると加工技術の進歩で次々と加工食品が大量生産され市場に出廻っています。しかしここにさまざまな問題や矛盾が生じています。

そのひとつとして、「消費期限」を維持するために使われる食品添加物の問題があります。食品メーカーは国が認可した範囲で添加物を使用しているといいますが、添加物が蓄積していったとき、からだにどのような悪影響があるのかわかりません。たとえば私が若い頃にはほとんど見なかったアトピー症は、その原因の一部に食品添加物の影響が考えられます。たとえそうではないとしても身体に良いはずはなく、最近はとくに消費者はこの問題に敏感になっています。

もうひとつが食品衛生上の安全性基準からつくられた「賞味期限」そのものの問題です。スーパーやコンビニなどでは食品の賞味期限が切れたその日のうちに捨てているからです。賞味時刻が切れた瞬間に味や品質がおちたりするはずがありませんが、万一、消費者に訴えられたらそのほうが大きな損失になるからでしょう。日本では一年間に二千万トンもの食品・食糧が捨てられているということですが、一日に換算すると毎日五万トン以上、ものすごく「もったいない」ことが起きているわけです。

店側としても捨てたくて捨てているわけではないので、何時何分を過ぎた瞬間に値引きして売り切ろうとします。それを待って買い求める人もあるのですから、味も品質も変わらないことを承知しているのだと思います。

企業側の大量生産、できるだけ多く売りたいお店側の思惑、賞味期限を気にする消費者の購買心理などが、三つ巴にからんで食品の大量破棄が当たり前になっています。一日に一kgの何らかの食物があればかなりの時間を人間は生きられますから、毎日五万トン以上となれば計算上は五千万人が食べられる量です。日本の人口の半分近い数になります。

戦時中から戦後にかけて子ども時代をすごした私たちの世代は、水以外に何も口に入らない日が何日か続いたこともたびたび経験しました。世界には今も飢えた人たちが一億人以上いるというのに、この現状を聞くと胸が痛みます。

捨てられるパンは「ラスク」や「パン粉」を作ったり、いろいろな活用法があり、現在、そんなことが少しずつ行われているようです。同じようにほかの賞味期限切れの食品も何とか加工して、新たな価値を生み出す知恵が必要でしょう。再生、再利用法を開発すれば新たな産業につながるメリットがあります。

とにかくこの賞味期限の問題を考えるとき、すぐ口について出るのは「もったいない」の一言です。そして考えてみれば、人生も同じかもしれません。自分の人生の賞味期限がもうすぐ切れると思ったそのとき、「老い」は急速にやってくるのではないでしょうか。そうして気がおとろえたとき病も忍び寄ってきます。

誰しもいずれは死ぬのですが、心身ともに健康であれば、老いの成熟もまた楽しいものです。だから私は、人生の賞味期限はないと、自分につねに言い聞かせています。

「青春の詩」をどう考えるか

青春……、なんとも麗しい言葉です。

これを英語では、youth（若さ）、adolescence（年ごろ）、blossom（開花）、spring（春）、prime（最良の）vernal（春の）……といった単語が使われるようです。

英語でも、輝かしい若さや初々しさなどを意味する単語が使われているように、この青春時代というのは人類共通の意味合いがあります。

しかしこの時代は文字通り「青い春」で、必ずしも輝かしい若さと元気を謳歌できるというわけでもなく、この年代特有の悩みや苦しみも多い時期かと思います。まさに「青い」未熟さからくる悩みや苦しみが、人を成長させ、あとになって懐かしい思い出にもなります。

私の青春時代もおそらく、若さの謳歌と悩みの半分ずつを体験した時期だったと懐かしく思い出します。いずれにしろ青春時代は、ヒトが社会人として成長していく上で、とても大切な時期にちがいありません。

では、青春時代というのは年齢制限があるのかというと、そうではないと、サミュエル・ウルマン（Samuel Ullman）は『青春（Youth）』という詩を書き残しています。私も好きな有名な詩ですが、ここにはその一節だけ紹介します。

青春とは、人生のある時期をいうのではなく、心の様相をいうのだ。

歳月を重ねただけで、人は老いない。
理想を失うときに、初めて老いがくる。
歳月は皮膚のしわを増すが、情熱を失うときに、精神はしぼむ。
（中略）
人は信念と共に若く　疑惑と共に老ゆる
人は自信と共に若く　恐怖と共に老ゆる
希望ある限り若く　失望と共に老い朽ちる（後略）

サミュエル・ウルマンは、アメリカ・アラバマ州の人というだけでまったく無名の作詩家でした。この詩が有名になったのは、マッカーサー元帥が座右の銘としていたことがきっかけだったようです。昭和天皇が初めて占領軍総司令部のマッカーサーを訪問したとき、その部屋の壁にもこの英詩が掛けられていました。その後、漢文調の日本語に訳され、後に松下幸之助氏の眼に止まったことから一躍有名になりました。また、ロバート・ケネディーが凶弾に倒れた兄のエドワード・ケネディーへの弔辞にこのウルマンの詩の一節を引用したのも有名な話になっているそうです。

この詩をご存知の方も多いと思いますが、初めて読む人はもちろんのこと、何度読む人にも改めて感銘を与える詩ではないでしょうか。

ここで私がこの詩をとりあげるのは、私のモットー（座右の銘）だからというだけではなく、病気と心の深い関係をずばり言い当ててもいるからです。

青春とはと、その定義を詩であらわしながらも、心のあるべき姿、人生のあるべき姿を語っています。こういう積極的な生き方こそ、老いてなお健康を維持する最良の方法でもあるわけです。

ある日、八十路にかかった私が、HSJの建設計画を同年輩の友人に話すと、「その年でまだそんなことを考えるのか」と呆れていました。

ジム・ドノバン（アメリカの自己啓発作家）はこんな言葉を聞くと悲しくなるといいます。私も同感です。

作曲家のヴェルディは八十四歳で「アベマリア」を作曲し、ミケランジェロは八十九歳で死ぬ六日前にピエタ像を彫っていました。身近な例では、プロスキーヤーの三浦雄一郎氏は七十歳でエベレストの登頂に成功し、八十歳で第二回目の最高齢者登頂記録を更新されました。すごいことです。

青春の詩を読んで、

「そうだ、歳はとっても、心は年をとらないんだ」と前向きに思うのか、
それとも、

「これはあくまで理想の生き方だよ、むずかしい」と消極的に考えるのか……。

あなたの正直な感想はどちらでしょうか。どちらにしろ、選ぶのはあなたの意識（心）次第です。

人生は山あり谷ありで、気持ちが落ち込むこともあるでしょう。けれども、この世に生かされているかぎり、この詩の心に近づく努力をしていこうではありませんか。

ＨＳＪのホテルロビーに、この詩の額を掛けています。

第5章——祈る医師、祈らない医師

科学は、測れないものを測ることはできないのである。
それは、祈りの多くの側面が、
ほとんど手つかずのまま残されているということである。

祈りは、永遠がどんなものかをたしかに見せてくれる。
祈っているとき、私たちはしばしば
時間が止まったように感じ、永遠をかいま見る。

ラリー・ドッシー

院長室の神棚で朝夕手を合わせる

「ホリスティック医療とは何か」ということをわかりやすく定義すると、患者の立場にたって自然治癒力（免疫力）を高めてくれる治療法を組み合わせる医療、ということです。私流にもっと簡単に言えば、どんな治療法であれ、患者の病が癒され幸せになればそれで良し、ということです。そのなかには「祈り」も当然含まれてきます。

たとえば多くの現代人が迷信とする「おまじない」のようなことでも、その患者さんに効き目があるのなら、それもOKなのです。その患者さんにとっては、それが「祈り」の効用です。信ずるものは救われるという意味で、祈りはプラシーボ効果に似ていますが、ふしぎなことに、相手がだれかに祈ってもらっていることを知らなくても、祈りの効果はあるのです。とにかく信じる信じないはさておき、祈りの効果はいまだに科学ではとらえられない現象であるということを認識しておく必要があります。

私が医師の立場で祈るようになったのは、和歌山県新宮市で開業して半年ほど経った頃からでした。この地方の甲状腺疾患の状況が大方見えてきたころです。

ひどい甲状腺ガンの患者が多く、しかも広範囲に転移を伴う進行ガンで、よくぞここまで放置した、あるいは受診しなかったのかと思う程の累々としたリンパ腺転移を持つ患者さんたちが次々と訪れてきたのです。重症のバセドウ病も少なくありませんでした。

先に述べたように、手術をする医師は私一人だけで、助手は看護師たちだけでした。ミスや失敗は直ちに閉院、失業を意味します。失業どころか大きな借金を抱えて路頭に迷うことになります。絶対にミスは許されません。

そんな状況のなか、私にはごく自然に「祈る」ことが身に付いていったのです。その当初の祈りはどちらかといえば、手術が失敗しませんようにという自分自身への祈りでした。それは結果的に患者さんのための祈りにもなるわけですが、自分のために祈っていたのです。

やがて院長室に神棚を設け、朝夕に手を合わすようになりました。そして手術前にも神棚に手を合わせて手術の成功を祈願しました。もし患者さんとその家族が、神棚に手を合わせて祈っている私を見たらどう思うでしょうか。

「あっ、見てごらん。先生、祈ってるよ！　手術をする自信がないんじゃないか？　こわいな、止めとこうか」

そんな不安を患者さん家族に抱かせることになるかも知れません。医師という職業は国家資格をもった専門技術者であり、祈りの専門家ではないという、世間一般の暗黙の了解があるからです。患者は医師の腕を信頼していのちを預けるわけですから、医師が神頼みする姿を見たら不安になるのも当然かもしれません。

科学を信奉する医師として自ら祈ることはしない、という医師は少なくないでしょう。日本ではむしろそれが多数派かもしれませんが、そのことについて私はとやかく言うつもりは全くありません。そして私はあえて、自分が祈る医師であることを隠そうとは思わないのです。

神仏に祈ることへの批判は承知の上で真実を述べると、自分の力の限界を神仏の力に頼り、手術を成功に導き、ただ患者を助けて欲しいと祈ったのです。言わば神人三脚の手術を祈ったのです。そして手術中にまさに神の助けと思われるような、サムシンググレートの声に導かれた様々な体験をしたことは2章で述べたとおりです。もし私が祈っていなかったらこの声が聞こえず、手術を失敗したかもしれないと思うと今でも恐ろしくなります。

私が開業医を続けるなかでごく自然にホリスティック医療にたどり着いたのは、祈ることに抵抗のなかった医師であったことも要因の一つであっただろうと思います。

祖母の祈りを見て育った

どんな病でも治る過程にはたくさんの因子が複雑に絡まっていると思いますが、私は特に「こころ」の持ち方が大きく関わると思っています。

順調に良くなっていく患者さんたちを見ていると、神仏や自然に対して素直に素朴に感謝し、日常生活全般に対しても謙虚に「お蔭様で」と言う人たちは、元気に過ごしている方が多いように感じます。とりたてて調査したわけではありませんが、特に元気で健康なお年寄りにはその感が強いです。

日々の厳しい暮らしのなかで「お蔭さま」や「もったいない」ことを、身をもって体験しているので、哲学やむずかしい理論など知らなくても神仏や自然に対して感謝の気持ちが自然にわいてくるのでしょう。私の祖母もそういう人でした。

農家の出身であった祖母が、毎朝、朝日に向かって手を合わせていた姿を覚えています。子どものころ、なぜ手を合わせるのかと尋ねると、お天道様のお蔭で毎日元気に過ごせてもらっているのだから「有り難うございます」と拝むのだと言っていました。「お天道様のお蔭でお米や野菜が育つのだから」という、祖母の言葉にも納得していました。こういう素朴な祖母が特別だったのではなく、私の子どもの頃には神仏や自然に手を合わせる人々の姿はごく日常的に見られた光景でした。

人類は誕生したころから祈りの心を本質的にもっていたと思います。それがやがていくつかの世界的な宗教をも生み出して、皮肉なことに宗教が戦争を引き起こす根本的原因にもなっています。現代人に無神論者が少なくない要因のひとつは、そうした醜い現実にウンザリさせられているからでしょう。

しかしここで私が言う「祈り」というのは、特定の宗教の祈りではなく、人類が誕生のころから持っていただろう素朴な祈り、お天道様に感謝するような祈りのことです。

実際のところ、私自身の祈りのルーツは祖母にあると思っています。

私の両親は信仰深い人で、ある新興宗教の熱心な信者でしたが、子どもの私に信仰を強要したりしませんでした。強要されてもされなくても、私はいずれ自分の考えで祈る対象を見つけたでしょうが、結局私が引き継いだのは、父の実家の祖父母の宗教でした。祖父母が真言宗の檀家だったので、私もいちおう真言宗の檀徒となっています。ただし繰り返し言いますが、私がここで言う「祈り」はある特定の宗教のものではありません。あくまでも純粋な

「祈り」そのものであることを明言しておきます。

振り返ってみると、医師としての私の祈りは、手術を成功させるための祈りから、患者さんの病気を癒す祈りへと、しだいに変わっていったように思います。最初のころは「失敗しないように」という自分の不安を鎮めるという、多少なりともエゴ的な願いだったのが、「患者さんの健康のために」とストレートな願いに変化していったのです。当然といえば当然なことですが、経験を積むにつれて、失敗への不安がなくなり、手術中にも何度かサムシンググレートに助けられたことから、私の祈りはそれなりに深化したのだろうと思います。

人々は神社仏閣にお参りしたとき、自分の願い事を祈るのがふつうですから、エゴ的な祈りが悪いと言っているわけでは決してありません。ただ、後に述べていきますが、ひとりの人間として自分を高めていこうと思うなら、エゴをできるだけ小さくするほかなく、それは祈りという行為においても当てはまるだろうということです。

祈りにもある種の人格的な深さがあり、その道のベテランの祈りがあり、祈りの効果もちがってくるということが科学的実験でもわかってきましたが、私はそうした実験結果をみなくても、「祈り」は叶えられてきたという確信と実感があるのです。

そして最近になって特に思うのは、医療行為というものは、患者にとっても医師にとっても、究極は「祈る」ということに尽きるのではないかということです。

医療の場は、患者と医師がその患者の病気を一刻も早く健康な状態に戻すための共同作業の「場」であり、「祈り」の場でもあります。HSJを設立したのも、そういう理想をかたちにしたかったからです。

波動医学がみる「祈り」

本書で何度か引用している『バイブレーショナル・メディスン』（リチャード・ガーバー）は、すべての生命や物質は「波動でありエネルギーである」という観点から病気や自然治癒力などを捉えています。統合医療やホリスティック医療にとってはバイブル的な本と言ってもよいものですが、その内容はかなり専門的なので、この本のなかで引用するのはできるだけ避けてきました。ひとつのことを引用すると、さらにその説明をしなくてはならず、キリがなくなるからです（興味のある方はぜひお読みください）。それでも、次の文章は「祈りと意識」について考える上で重要なポイントとなりますので、少し長くなりますが、そのまま引用させていただきます。

――波動医学理論の支柱になっているのは、分子の集合体だとかんがえられていた肉体が、じつは「エネルギー場が織りなす複雑なネットワーク」であったという理解である。すなわち、物質や細胞という枠組みとしてあらわれているそのエネルギー・ネットワークは、生命力とからだとの調整をおこなう「微細な」エネルギー系によって組織され、維持されている。また、物理的な身体内部の細胞構造だけではなく、電気生理学的機能や内分泌機能も、階層構造をもったそれぞれの「微細エネルギー系」によって調節されている。そもそも健康状態の変化そのものが、そのような微細レベルから生じるものなのである。その独自のエネルギー系は栄養状態や環境因子のみならず、感情や精神的霊的なバランスの度合からもおおきく影響を受けている。逆にこの微細なエネルギー系も、細胞の生長パターンによい影響をあたえたり、わるい影響をおよぼしたりしている。――

ここで言う「微細エネルギー系」というのは抽象的でわかりづらい言葉ですが、人間には肉体の外部にある多次元のエネルギー場（エーテル体・アストラル体・メンタル体・コーザル体）のことを意味しています。それぞれ波動の周波数が異なり、たとえば「あの人はオーラを発している」というときはエーテル体を指しています。目にはみえないエネルギー理論の仮説ですが、たとえばエーテル体仮説については、「あらゆる断片が全体を含む」というホログラフィーの原理などの実験からも科学的な証拠がたくさん挙げられています。ちなみに近年、iSP細胞からその個体を作り出すことができることがわかったのも、ホログラフィーの原理からきています。

このホログラフィーの原理は、従来のニュートン的な世界観・宇宙観をくつがえすアインシュタイン的パラダイムと言われており、波動医学の基礎的原理ともなっています。

私のような物理学の初心者がこれを解説するのはむずかしいのですが、特殊なメガネで見ることができる3D映像をイメージしたらわかりやすいかと思います。裸眼では見えない立体映像がそのメガネをかけると見えてくるのは、エーテル体のようなエネルギー場が存在するからだと考えられています。

「ホログラフィー的モデルは、将来においてさらにひろく応用されるだろう、ひょっとするとこの宇宙そのものが巨大な『宇宙ホログラム』かもしれないのだ」とリチャード・ガーバーは言っています（『バイブレーショナル・メディスン』）。詳しくは同書を読んでいただくとして、微細エネルギー系については、目にはみえない高次元エネルギー系としてだけ理解しておいてください。

要するに一つはっきり言えることは、ヒトは西洋医学が体系づけてきた「分子の集合体としての肉体」だけではなく多次元のエネルギー場をもつ霊的な存在であるということです。そして微細エネルギーは、肉体としての細胞だけでなく、感情や精神・霊性と互いに影響を及ぼしあっている、すなわち「心身一如」ということです。

祈りの内容（中身）はポジティブ思考・意識であるのがふつうですから（ネガティブな祈りもあるのかもしれませんが）、ポジティブな波動エネルギーは治癒を促進する方向にはたらきます。このことを私は経験的に納得していますが、科学的に実証しないと気がすまないのが科学者の性というもので、アメリカでは祈りの効用をさまざまな方法で実験しています。

たとえば、祈りのプロ（ヒーラー）と普通の人の祈りはどの程度の違いがあるのか。植物や微生物に何らかの言葉をかけ続けたらどうなるか、遠く離れたところ、あるいは厚い壁をへだてても祈りは届くのか、祈った患者と祈らない患者の治癒の変化はどうか、あるいは水に対して意識の波動を投げかけたらどのような変化が生ずるのかといったことです。

これらの実験結果は、すべてにおいて違いや変化があらわれ、祈りの効果があることが実証されていますが、波動エネルギーらしきものは検出されていないのです。この点について、アメリカの医学博士で祈りと医療の研究者ラリー・ドッシーはこう言っています。

「科学は、祈りに効果がたしかにあることを教えてくれるが、祈りがどのように効くのかについては教えてくれない」と。それでも「効くものなら使うべし」、「医師も祈るべきだ」と明言しています。実際アメリカでは医師の半分以上は患者のために自ら祈っているそうですが、私も彼の意見にはまったく賛成で、同じ医師として心強い同士のように思っています。

祈りからエネルギーは検出できない

アメリカという国は合理主義や個人主義の本場のようなイメージですが、連邦議会によってNIH（国立衛生研究所）内に「代替医療局」を新設したのは一九九二年ということですから、すでに四半世紀にもなっています。ちなみに我が国に日本代替・相補・伝統医療連合会議（現・日本統合医療学会）が創設されたのは一九九八年ですが、あくまでも民間有志（医師）の団体です。

日本と違ってアメリカのすばらしい点は、代替医療局の任務のひとつとして、外部の研究者から申請された研究テーマに対して公的基金（助成金）を出して、将来性が見込まれる様々な代替療法の研究をしているということです。祈りの効果の実験などにも税金が使われているので無神論者などからの批判もあるようですが、いずれにしても日本では考えられない税金の使い方です。

ところで先に、祈りはプラシーボ効果に似ている点もあるが、そうではないという点について、ラリー・ドッシーは著書『祈る心は、治る力』のなかで次のように書いています。

「スピリチュアルなヒーリング（精神的治療）に関する実験からは、癒し手と癒され手のあいだにはいかなるエネルギーも検出されることはなかった。これは、祈る人と祈りの対象のあいだで、物理的なものは何も送られてはいないことを意味している。またこれらの研究では、祈りは、かなりの遠距離であっても、近距離であっても、まったく同じように効果があるということが、一貫して示されている。もし、なんらかの物理的なエネルギーが送られているのであれば、遠距離より近距離の方が、祈りの力はよりパワフルになるはずである」

現代科学では音の周波数にしろ電磁波にしろ光の波動にしろ何らかの物理的エネルギーを検出します。ところが祈りからはいかなるエネルギーも検出できないとなると、いったいどう理解したらよいのでしょうか。

このことでまず一つ言えることは、人間の科学がこれからどんなに進歩しようとも、宇宙の神秘は解明できないだろうということです。したがって、祈りの正体がわからなくても、祈る人は祈るし、祈らない人は祈らないということです。

考えてみれば、私自身は祈りの効果を期待して祈ったわけではありません。祈らざるをえなかったから祈ったまでのことです。おそらく多くの人が、無心に、無意識のうちに祈っているのだろうとも思います。

祈りの効果を期待して祈ったわけではないにしても、確かに言えることは、もし私が祈っていなかったら、手術中にサムシンググレートの声を聞くことはなかったにちがいない、ということです。

もちろん私は、祈ればすべて解決するというつもりは全くありません。患者の立場になって考えてみれば、何よりも技術のたしかな医師を信頼するのは当然でしょう。ラリー・ドッシーは前著にこう書いています。

「医療技術にすぐれ、同時に患者のために祈ってくれる医師が見つかれば、それにこしたことはない。しかし、技術的に問題があるが祈ってくれる医師と、すばらしい医療技術をもつが祈らない医師のどちらかを選ぶことになったら、私はあなたに、技術のすぐれた医師にしなさい、そして、自分で祈りなさいとお勧めしたい」

この意見にも私は賛成です。

医師が祈り、患者にも祈ることを勧めるのは、宗教の違いなどもこえた愛の実践にほかならいと思います。

祈りと「自然治癒力」

私の祈りのルーツは祖母でしたが、私にとって最も重い意味をもつ「自然治癒力」という言葉といつごろ出会ったのかというと、母の闘病生活に行き着きます。

私が小学校に進学したころ（昭和十三年）、母は結核に感染していました。

母は病床で読んでいた「保健同人」雑誌の胸部レントゲン写真像を私に見せて、自分の病状を話してくれました。胸部レントゲン写真は、骸骨を見るようで怖い感じがしたのを今も覚えています。

母の記憶のなかでもっとも鮮明なのは、母と一緒に歩いて小学校の入学式に行ったときのことです。その時の母の着物姿が子供心にも美しく感じられて、誇らしく嬉しかったことを思い出します。

その後は、銭湯に二、三度連れて行かれたことと、買い物に市場へついて行った時のことぐらいです。私が魚屋の前でカレイを指さして「これ、ボクのお魚や」と言ったと、母が笑いながら話をしてくれたことが記憶に残っています。それ以外に思い出せることは、寝たきりの床にあった母の姿だけです。

当時、肺病（肺結核）は死の病と言われていましたが、私たち子どものためにも「死んでなるものか」という思いは強く持っていたと思います。大気・栄養・安静の三要素がバランスよく整った時に「治癒」が起きると医師から言われたことを、母はよく理解して安静に努めていました。治癒するためには、何が必要かということも母は痛いほど知っていたに違いないと思うのですが、我が家の窮状からして、それを叶えることは困難でした。神戸と土佐を結ぶ海運業をしていた父が、知人の連帯保証の責任を取らされて、我が家は破産状態だったのです。

弟の出産後に肺結核に罹った母に追い打ちをかけるように、弟は生後一歳半でジフテリアで死亡し、父は日支事変（日華事変）に召集されました。病身の上に経済面と精神面の負担は母にとっては二重、三重苦だったと思われます。

当時の肺病は伝染する「死の病」として恐れられていました。当然ながら母の実家の村人たちから厄病患者として忌み嫌われ、母を看病する祖母までもが「村八分的な存在」となっていました。

「お前の母親は肺病やから、お前と遊んだらあかん」と親から言われたと、私は近所の子供たちから言われたこともありました（当時、結核は一般的には「肺病」で通っていた）。

そんな中で信仰に心の頼り処と救いを求めたと思われる母が、その苦悩の中で学んだこと、そして悟ったことが「業《ごう》」と「懺悔《ざんげ》」ということだったようです。その業を解くために懺悔と供養が必要だということを幾度となく聞かされた記憶があります。小学校二、三年生頃の私には理解できるはずもなかったのですが、一方で、朝夕のお勤め（勤行）として、妙法蓮華経観世音菩薩普門品第二五をあげることが決められていました。意味もわからず唱えていましたが、私にとっては母の病の治癒を祈ることとでした。

寝たきりの母は声こそ出しませんでしたが、朝夕必ず「お勤め」の祈りをしていました。また母は、「前世」とか「過去世」とか「あの世」「霊界」などということを、時には笑顔さえ浮かべた穏やかな語り口で話していました。その時の母の表情や声を今もはっきりと思い浮かべられます。

今にして思えば、それはまさしくホリスティック医療が重視するスピリチュアリティの体験であり、私は解らないながらも何となく素直に受け止めていた気がします。母は自身の闘病生活のなかで、信仰と感謝の大切さを私に刷り込んだと思います。

両親を早くに亡くしていた私は、高校（兵庫県立小野高校）を卒業したらすぐ働くつもりだったので大学受験の用意は全くしていませんでした。ところが担任の教師から「高卒で働いても将来設計が立てにくいぞ。おまえは大学へ行くべきだ。医者になったらどうだ」とさかんに勧められたのです。家も親もなく親戚の家を転々としていた私に、親代りのような気持ちから真剣に考えてくださったのだろうと思います（ちなみに担任教師には子どもがありませんでした）。

そのころはとくに医者になりたいとも考えていなかったのですが、担任教師の熱心な助言にしたがい、仲がよかった同期生三人と阪大医学部に入学したのでした。

経緯としてはそういうことでしたが、実は、私を医師の道へ導いたのは母だったのではないか。そして私の中の「自然治癒力」のルーツは母の闘病生活にあったと、昨今ますますそのことを確信するようになっています。

母の祈りも私の祈りも、母の病を克服できなかった。それでも母の魂は安らかに救われ、祖母と母を通じて祈る心は私に引き継がれたのです。

母の願い

大気・栄養・安静とは、戦後私が医学部に入学したころでも結核療養の三大要素、基本原則でした。兵庫県立小野高校からは、その年、私を含めて三人が阪大医学部に入学しました。そして三人とも入学後に肺結核に罹患しました。

私は医学部一年の時に罹患しました。幸い軽度であったので長く患わずにすみましたが、母も結核の三大要素を満たすことができれば助かっていたかもしれません。しかし三大要素を満たすには何より経済力が必須の条件であり、我が家は余りにも貧しすぎました。

察するに、母は不治の病身でありながら三人の子供を養育しなければならなかったのですから、身体的にも精神的にも極限状態だったと思われます。今でこそ、健康保険と化学療法で治療も可能ですが、母が「肺病」になった原因は貧困と今でいうストレスだったと私は思っています。

母は人間には「自然治癒力」がそなわっていると私に語りながら、それを自分自身のなかに蘇らすことができず、戦時下の昭和二十年三月七日、兵庫県の播州地区で他界しました。

中学一年の三学期、帰宅して、母の死を伯母から告げられた時、遂に来るべきものが来たという感じでした。私が最後に母を見たのは、亡くなる二年前の昭和十八年の夏、小学校六年生でした。

当時横浜の伯父の許で世話になっていた私は、母の葬儀には間に合いませんでした。戦時下にあったその当時は、軍需物資や軍用兵器・兵士等の優先輸送のため一般人の旅行は厳しく制限されており、乗車券の購入さえ簡単ではなかったのです。横浜駅から神戸までの乗車券は一日に十数枚しか販売されなかったので、徹夜して乗車券を買いに行きましたが当日分などは手に入る筈もありませんでした。

母の最期を看取ったのは祖母でした。周囲の冷たい視線の中で、母の看護の日々が約八年間続いたのでした。農家だった母の実家の、主屋から離れた納屋の隣に、六畳一間と炊事場だけの建物が建てられていました。祖母は肩身の狭い思いに耐えつつ、煮炊き・洗濯など主屋とは別にして、愚痴一つ言わず、母を看病していました。母には唯一人慈愛そのものの母親であり、私にはこの上なく優しい祖母でした。

母が死をもって私に教えた「大気、栄養、安静」という三大要素は現代においても、すべての病気の療養に欠かせないだけでなく、健康の保持、増進という面でも基本的要素であることは明らかです。

この三大要素を十分にみたすＨＳＪをなんとしても創りたい。実は、この私の長年の夢も、母から受け継いだ願い（祈り）であったと今更のように思っています。

即身とひとつの心

重々帝網《じゅうじゅうたいもう》なるを即身と名づく

この言葉は、弘法大師空海が著わした『即身成仏義』の偈文の一節です。私が親しくしている真言密教のお坊さんによると、密教の根本的教えのひとつである、ということです。

重々帝網というのは、帝釈天の宮殿を飾る輝く網のことで、その網の結び目の一つ一つは宝珠になっているそうです。その宝珠は互いを照らし映し合い、全体がひとつにつながっている。網の結び目にいるのは、実は私たち一人ひとりであり、縁あってこの世に存在し、数多の縁や思い、祈りや恵みによって支えられている。これこそが私たちの世界の実の姿なのだ、というお話でした。

このお話を聞いたとき、私が瞬時に思い浮かべたのは、物質世界の最小の次元を扱う量子物理学が説いている「非局在性」という言葉でした。これも抽象的でむずかしい概念ですが、イメージするとまさに「重々帝網の世界」にほかならないということです。

量子物理学は、過去四半世紀のあいだに行なわれた実験のなかで、素粒子のふしぎな現象を明らかにしました。それはこういうことでした。

接触していた二つの素粒子が分離したとき、片方の素粒子における変化は、もう一方の素粒子の変化と相互に関係しあう。それらの距離がどれほど離れていようと関係なく、まったく同時に、同じ度合いで変化が起こる。互いの距離が離れたところで起きるこうした事象の性質を、「非局在的」と科学者たちは呼んだわけです。

このような説明を受けてもさっぱりわかりませんが、非局在的事象をまとめると、次の三つの共通する特徴がある、ということです。

①非媒介的

距離の変化は、エネルギーの伝達にも、いかなる種類のエネルギー的な兆候にも影響しない

②非軽減的
変化の強さは、距離が増加しても弱まることがない
③即時的
遠隔地間の変化は、まったく同時に起こる

しかし物理学に弱い私たちには、こういう事象の説明を受けてもとても理解できかねます。実際、量子物理学者たちも二つの疑問で悩み続けたようです。

・距離の離れた素粒子同士が、どうやって遠くにあるパートナーの素粒子の変化を即座に知りうるのか？
・どうやって二つの素粒子は、互いにシンクロし続けていられるのだろうか？

そしてついに辿り着いた結論には、科学者も驚いたということです。

その結論とは……

――距離がどれだけ離れていても、二つの素粒子が同時に変化するということが示して

いるのは、実は本当はそれらは離れておらず、ひとつの素粒子、「ひとつの心」のものであるということである。

この結論をみて、あなたはどう思われましたか。現代の最先端科学にいる量子物理学者が〝発見〟したことを、弘法大師空海はすでに千数百年昔に言っていた、と思いませんでしたか。

重々帝網《じゅうじゅうたいもう》なるを即身と名づく

これはまさしく「実は本当はそれらは離れておらず、ひとつの素粒子、ひとつの心」ということでしょう。すなわち、この宇宙全体が重々帝網の「ひとつの心」でつながっているのだから、祈りの距離に関係なく届き、祈りのエネルギーの検出もないということになるのではないでしょうか。この観点に立てば、距離とか空間とかいうのは私たちの感覚（錯覚）にすぎないということにもなるわけです。般若心経にある「空即是色、色即是空」というのは、私たちが実体と思い込んでいるものは実体ではないということです。

しかし現代科学者たちは、「重々帝網」とか「空即是色」といった抽象的概念では納得いかず、離れた場所からの祈りがなぜ効くのかということを、なんとしても科学的に説明したいと考えています。それも科学者としての使命や情熱ですから探究してほしいと思いますが、医師として私ができることは、患者さんの治癒と健康のため心を鎮めて祈ることです。

祈りについて、ラリー・ドッシーはこんな素晴らしいことを言っています。

――祈りは、人間の意識の範囲を大きく拡げるのである。

――祈りとは私たちがする行為だけではない。それは私たちの存在そのものなのだ。

信仰という想念の力

祖母と母は、祈る心を私に伝えましたが、父の姿が伝えたのは心身ともに修業を積む厳しさだったように思います。

日華事変（日支事変）に出征した父は、二年ほどのちに除隊して帰国すると、家系の宗旨が真言宗であったにも拘わらず、日蓮宗系の新興宗教に母とともに入信していました。母はすでに結核で臥床しており、家は赤貧状態でした。

かつて海運業を営んでいた頃、そうとう羽振りもよかったようですが、帰国後の父は思うような職が見つからず、貧困と母の病臥が父の心を追い詰めていただろうと想像されます。

経験も技術もない溶接の仕事をようやく見つけたものの、溶接光の防禦眼鏡が無かったとかで、真赤に充血した眼を洗っていたことを覚えています。そんな父の心の支えとなっていただろうと思われる信仰面で印象に残っているのは、朝夕、一心に読経をしている父の姿です。身体が細かく震えだすと、気合のこもった声と共に護身法の「九字」を切るのをしばしば見ました。

なぜ「九字」を切るのかは尋ねたこともありませんでしたが、「九字」を切る時の父の顔は、仁王のような凄まじい形相を見せていました。しかし恐いという感じはなく、どこかに温かさのようなものを感じていたことを思い出します。そして父が九字を切って気合を発すると、大人が一メートル以上も飛ばされるのを何度か目の当たりにして、子供心にも凄いと感じていました。

当時のことで、今でも私が忘れられない現象があります。父母が入信した教団の祭壇は通常のイメージの仏壇ではなく、神棚のような白木の棚が、白い壁を背にして階段状に数段立ち上がっており、その中央の天井の梁から「曼荼羅」と呼ばれた掛け軸がかけられていました。その中央に南無妙法蓮華経と書かれた掛け軸は、壁との間には二、三センチの隙間がありました。

二階にあったその祭壇の前で私が朝夕の勤行を始めると、線香の煙は真っ直ぐに上っているのに、祭壇の中央にかけられた曼荼羅の掛け軸が左右に向きを変えるように動き、軸の先が壁にあたってコツコツと音がするのです。部屋は閉め切っているので風がゆらしたわけではないのです。

不思議なことにこの現象は、父と私と母方の祖母が勤行をするときだけに見られました。父方の祖母やその他の人たちの場合には、何の変化もなかったのです。階下で寝たきりだった母にこの現象を打ち明けたところ、「ご先祖さまが喜んでおられるのよ」と嬉しそうに私に答えたことを覚えています。そのときは、そうなのかと素直に思うだけでしたが、この現象が何を意味したのか未だにわかりません。

祖母は、宗派に関係なく真言宗と日蓮宗のお経も同時に上げていました。仏や先祖はちゃんとわかって下さると言って手を合わせていました。現在の私は真言宗と神仏混淆ですが、祖母から学んだことは、真実の信仰は宗派などにかかわらないということでした。

家計を支えるため慣れない仕事につき、信仰によって精神的な支えをえていた父でしたが、私が小学三年生のときに亡くなりました。朝、私が学校に行く前に、お父さんを起こしておいでと祖母に言われたので、二階に上っていくと父はまだ寝ていました。揺り起こそうと思ったけれど、顔を近づけると寝息が少し聞こえたので、何となくこのまま寝かしておこうと思ったのです。

そのまま学校に行ってしばらくすると、担任の先生に呼ばれて「お父さんが亡くなったから帰りなさい」と言われたのです。後々になって考えるのは、なぜあのとき私は父を起こそうとしなかったのだろう、ということです。父は疲れ切っているので休んでもらいたいと思ったのかもしれませんが、もう死んでいるのではないかと感じていたような気もするのです。いずれにしても父の死は子ども心にも覚悟していたように思います。

父が亡くなったあと、私たち家族は母の看病のため、神戸市から祖母の実家のある田舎（現在の加東市社町）に移りました。その実家は母の兄にあたる長男が継いでおり、その兄は村内で区長をしていました。

祖母は、実家への気兼ねと母の看病との板挟みで辛い思いをしていたと思います。祖母は母の病や家族の日々の生活について、何一つ愚痴をこぼすこともなく、母の看病とただ感謝の祈りと供養を捧げることを毎日実践して見せてくれました。その意味では、母は幸せだったと思います。また祖母は、孫の私には誰よりも甘えられる存在でした。この祖母を通して、母親の愛情の深さ、有り難さ、崇高さを学びました。

では、信仰熱心な父が私に残してくれたのは何だったかと改めて考えてみると、一途な生真面目さとある種の情熱といったものではないかと思います。量子物理学風に言えば、それは細胞の遺伝子的なものというより、信仰という想念（ひとつの心）のエネルギーとして私に伝わったものです。

感謝の祈りであれば

神社仏閣の境内にはたくさんの絵馬が吊るされているのをよく見ます。その小さな絵馬の一つ一つには、合格祈願や縁結び、家内安全や病気平癒などといった言葉とともに、祈願者の名前が書かれています。それぞれの絵馬に、その人にとっていちばんの願い事が書かれているわけですが、これらのすべてに篤い信仰心があるのかといえば、おそらくそうではないでしょう。ふだん特に祈る習慣のない人でも、新年のお参りのときぐらいはと思って絵馬に祈願を書いて奉納しているのだろうと思います。

この絵馬の風習ひとつとっても、特別な宗教心・信仰はなくても、ヒトの心には「祈り」があることを示しています。神も仏も区別なく拝む日本人には、ほんとうの信仰心がないと言われたりもしますが、それは一神教的な狭い見方であって、どんな宗教・宗派もつまるとことは同じと考える日本人の大らかさにあると、私は考えています。

絵馬に合格祈願と書いて千円を払って奉納したからといって、合格が叶うわけではなく努力次第であることは、当の本人がよくわかっています。それでも祈らないより祈りたいというのが本音でしょう。

私の父や母が信仰熱心に祈ったのは、貧困や病気といった人生の苦しみから少しでも救われたいがためだったと思います。それは深刻な祈りでした。しかしあれほど熱心に祈ったにもかかわらず、ついに病に倒れました。私は、その過程を子ども心に見てきたのですが、祈りが届かなかったとは思いません。なぜなら父も母も、そして祖母も、最期は安らかに穏やかな心で死んでいったと思うからです。

真言は不思議なり、観誦すれば無明を開く

これも弘法大師空海の言葉ですが、私の両親は観音経という真言を日々唱えながら、無明（昏い迷い）から救われたのだと私は信じています。

真言というのは、その人にとって最良（プラス思考）の言葉であればよく、祈る言葉、祈る経典は人それぞれでよいと思います。何も思わず、どんな言葉も発せずに、無言で祈ることも、感謝の心がありさえすれば、それも祈りのかたちであると私は考えています。要するに、すべてに感謝の気持ちをもって祈ることが大切だと思うのです。

感謝の気持ちをもって「あるがままに、あるべきものである」という心境になることが、究極の祈りと言えるのかもしれません。なんの見返りも求めず、ただ神仏に祈る。祈りから一切の願いごとを除き去り、無私無欲になって愛と感謝をさし出せば、驚くべき結果(奇跡)がもたらされることがある、とよく言われますが、その通りだと思います。

「祈りとは、何かを得るためのものではない。その時その時を心に刻み、平凡な日々にひそむ魔法に気づくことなのである。

祈りは、私たちが光にみちた日常生活の単純さを、深く味わうのを手伝ってくれる」

これもラリー・ドッシーの至言です。

なかなかそういう心境には至れませんが、そういう境地になりたいものだと祈りつつ私は常に念じています。

人事を尽くして、祈り、天命を待つ

人事を尽くして天命を待つ、という言葉があります。努力の限りをつくして結果はどうなろうと天命にゆだねる。だから祈ることはしない、という人がいます。

こういう生き方も立派だと思います。何も努力しないで神頼みするだけでは、神は望みをかなえてくれるはずもありません。ただし、祈ることは精神的に弱い人のすることであるという無神論者や唯物思想の考え方には同調できません。

科学が急速に発展した二十世紀は、哲学や心理学の分野でも宗教を否定する唯物的な思想が広がりました。フロイトをはじめ多くの思想家たちは、宗教的な衝動は心理的に幼稚な状態へ後戻りしたいという強い願望の表れだと考えたのです。宗教は迷信であり、祈ることは精神的な幼さだというわけです。

こういう考え方は現代社会でも広く浸透しており、科学は万能のように思っている人にその傾向が強いように思われます。しかし人間が考える「科学」は認識の手段であって、万能として信奉するものではないはずです。科学も日々進化しているのですから、そのときの科学的知見を信じることこそ幻想であり迷信（盲信）です。

祈るということは、科学的とか非科学的とかいう問題ではなく、そうした論理をこえたヒトの営みの姿なのです。母が我が子の成長を祈るのは自然であるように、ひとりの人間として自分を少しでも成長させたい、精神的に成熟したいと願うのも自然な姿です。そういう意味で、祈ることが即神頼みなどではなく、むしろ謙虚な心になるということです。

ヒトのからだは交感神経と副交感神経によって絶妙にコントロールされています。たとえば私たちが意識的に呼吸をしようと思わなくとも呼吸しているのは副交感神経のはたらきによるものですが、「祈るべきか」どうかということは別に考えなくとも、どちらの神経の作用なのかと思わなくとも、ヒトは祈りたいときに祈りたくなるものです。

人事を尽くして、祈り、天命を待つ

私が医師として祈るのは、そういうことです。

特定の宗教を信仰していなくても、誰の心のなかにも何らかの「祈り」や「願い」があるはずです。その祈りや願いを自分のためだけではなく、より広く世のため人のために使いたいと強く念じながら努力していく（人事を尽くす）と、その思いは叶っていくのでしょう。時には、その人が驚くような奇跡が起きたりもしますが、それも宇宙の法則、祈りの法則とも言えるのではないかと思います。

祈りとは、自分の心をより広い宇宙へ、そして、より高きものへと自分を高めていくことではないでしょうか。

永遠の祈り

この果てしない大宇宙は、およそ百五十億光年昔に、一個の素粒子のビッグバンによって誕生したということです。それだけでも気の遠くなる話を、物理学者たちは「ひも理論」なるもので説明していますが、素人の私たちは「そういうものなのか」というだけで、イメージするにも解釈するにもまったく手に負えません。

ノーベル賞を受賞した物理学者でも解けない謎の一つが「時間」だということです。私たちの日常的時間は、一年３６５日、一日24時間、60分、60秒という決まり事で成り立っていますが、時間の本質は何かということになると、これはもう科学者にも「むずかしすぎる」

ということのようです。むずかしいどころか、人間はこれから先も長くわからないままだろう、というのです。そしてこう結論づけます。

―時間の唯一の自然な単位とは『永遠』である、と。

時間という命題を、物理学では解明できないとすれば、哲学的に考えるしかないということなのでしょう。

では、永遠という時間単位は、どのようなものかと考えると、永遠は永遠というしかなく、これもまた人間の感覚ではつかみようがありません。しかしどの宗教も、永遠をテーマに生まれてきたのだと思います。

ヒトの短い一生において永遠とは、すなわち「死の瞬間」です。日常においても、時間が止まったような至福の瞬間に「これが永遠というものかもしれない」と想うことはありますが、その瞬間に永遠は消えてしまいます。仏教ではこれを「空」と表現しました。

空といい、無限といい、永遠といい、とにかく捉え難いものに違いないのですが、だからこそヒトは祈らざるをえないのかとも思います。「死んだら無だ」と割り切れる無神論者の考えがあっても、それもまたヒトの意識のはたらきとして考えることができます。

では、その意識とはなにか……。実は、この意識がなぜ存在するのか、ほんとうのところ

（科学的に）は説明できないわけです。脳科学者が〝科学的〟に説明しているのはあくまでも脳や神経の仕組みにすぎず、意識の本質ではありません。

時間、永遠、無限、空、神、仏、意識……、考えれば考えるほど混迷してしまいますが、ヒトが死を恐れる要因のひとつは魂の永遠性を信じられないからだと思います。

生れ生れ生れ生まれて生の始めに暗く、
死に死に死に死んで死の終わりに冥《くら》し

これも空海の有名な言葉ですが、多くのヒトはこのように生まれてから死ぬときも無明の世界から抜け出せないでいる、という意味でしょう。そこから脱するためには、どうしたらよいのか、ということで宗教が生れ、それぞれの解答を出してきたわけです。

空海ははっきりとこう言います。

虚空尽き、衆生尽き、涅槃《ねはん》尽きなば、我が願いも尽きなん私はこの大宇宙が消え果てて、すべて（衆生）の命が果てたとき、自分の願いも果てるだろう、と言っているのです。なんと、すごい言葉でしょうか。これぞまさしく永遠の祈りです。お遍路さんの「同行二人」というのは、弘法大師の魂とともに歩むということですが、どの宗教でもそれを信ずる人とともに歩んでくれる偉大な魂が存在するのです。

迷える魂を救うのは宗教家にまかせ、医者は患者の自然治癒力を高める手助けをすればそれでいい。確かにそういう考えも一理ありますが、私はせめて患者さんの心身を癒せる医師でありたいと思っています。そのためにも祈り、ＨＳＪを設立したのです。

第6章

HSJが目指すホリスティック医療

あらゆる物質が
エネルギーの諸形態であるということを認識さえすれば、
人間をダイナミックなエネルギー系として理解するのはたやすい。

リチャード・ガーバー

空青し、山青し、海青し

和歌山県紀南地方の国立公園のほぼ中央に位置する太地町は、世界遺産でもある聖地熊野と高野山を背景とする絶好の位置にあり、ホリスティックな健康施設としては、悠久の歴史と恵まれた自然に取り囲まれています。私の念願としていた〝ホリスティック・スペース〟という言葉どおりのエネルギー「場」であり、真の健康への条件が整っている「場」であります。

新宮市から南西に向かって約三十キロ。海に囲まれた太地町は、一日中陽があたり、波の音が聞こえ、遠く太平洋から熊野灘を渡る風が潮の香を運んでくれます。紀伊半島の気候の温暖さは十二分に体験済みです。

天地、自然、宇宙、悠久の歴史といったガイアの姿がここにはあります。ここにきてこの地に立てば、誰でも自然、宇宙との一体感を実感されると思います。

ＨＳＪは半島先端の高台にあり、晴れた夜は銀河に満天の星が美しく、優しい光を注いでくれます。百メートル余り先の梶取岬の灯台の光が、夜の木立の梢を浮き上らせながら巡ってくれます。そんなとき自然と宇宙に包まれた幻想的な世界を感じます。そこに癒しがうまれます。その「瞬間」と「場」、それこそが私が願うホリスティックスペースです。

空青し
山青し
海青し
南国の五月晴れこそゆたかなれ

地元出身の詩人佐藤春夫が「望郷五月歌」の中で歌った詩情がまだそこかしこに残っていることが私にはことのほかうれしく、有り難いことです。

ＨＳＪを設立して早くも三年半が過ぎましたが、ここに至るまでにはあらゆる意味で、本当に多くの「縁」や「つながり」があったお蔭です。自然治癒力を適切に引き出す手助けをするのが医療の王道ではないか。ひとりの医師として、そう思い続けて五十有余年の結論のかたちがＨＳＪでした。構想自体は私のなかに早く（五十歳代）からありました。しかし場所（適地）の問題や資金面など難題は多く、途中で諦めかけたこともあります。歳を重ねてようやくの思いで実現したからこそ、いっそう感慨深いものがあるのです。

「老いる」ことはネガティブなイメージで思われがちですが、人生というのは「歳を重ねること」でしか見えてこないものがあるように思います。

年を重ねるほどに、この人生の素晴らしさ、生を享けた有り難さ、天職を見いだせた喜び、人との縁の不思議さ、地球という惑星の美しさ、サムシンググレートの慈愛の深さなどをしみじみと有り難く感じるのです。

癒しのパワー・スポット

いまは世界的にみても、さまざまな医療問題の在り方が俎上にのせられています。

がんの三大治療と言われてきた「手術・放射線・薬物治療」に対して大きな疑問符と不信が投げかけられているのもその一つです。国民医療費膨張の問題、たらい回しのような医療難民、医療体制の不備による医原病や医療ミスなど、一般の多くの人々が医療不信にも陥っています。

これらの問題にはさまざまな要因がからみあっていますので、医療界だけではなく社会全

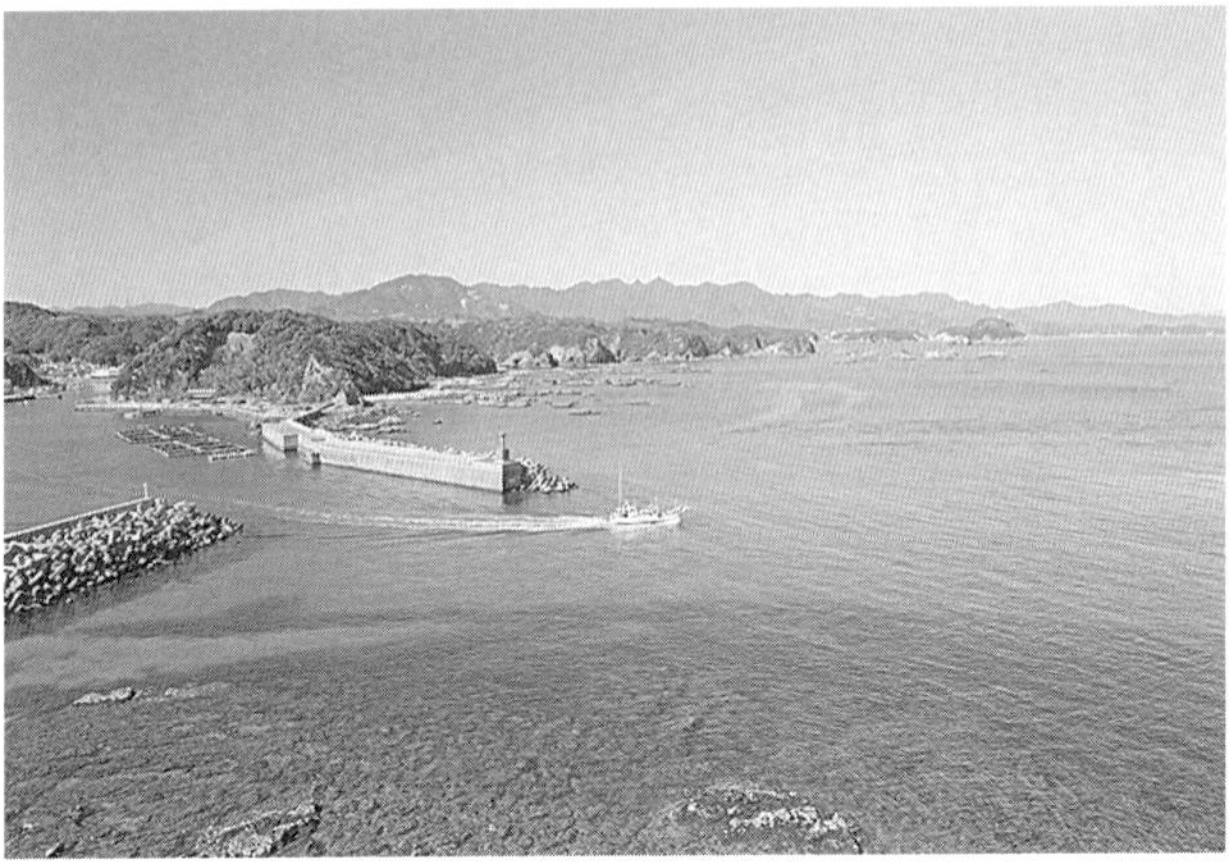

太地港

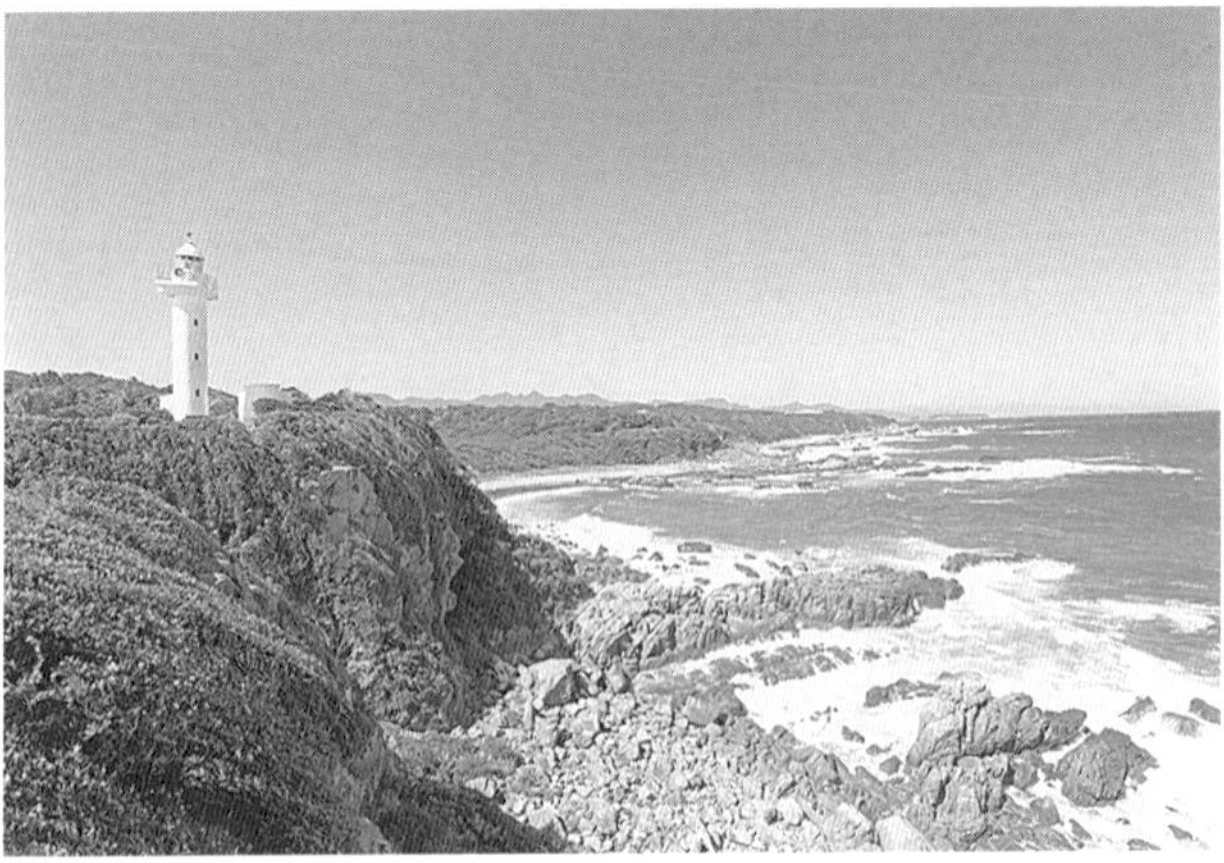

舵取崎

体の課題として取り組む必要があり、患者さん自身の意識改革も求められています。

統合医療やホリスティック医療のこれからが期待されるわけですが、いまのところ医療界全体という大河のなかでは一つの支流です。この支流もいずれ大きな川となっていくと私は確信してＨＳＪを設立したのですが、解決しなくてはならない問題や課題の多いことは重々承知しています。

しかし何事も誰かがはじめなければ事はすすみません。これからの十年、二十年、日本の高齢化がピークに向かうなか、医療難民やガン難民としてさ迷う人々はますます増えていくでしょう。ＨＳＪはそういう方たちの希望とやすらぎの場として、また健康な方に対しても予防医学的に、真の『ホリスティック』な意味での健康を創成（サルトジェネシス）するための保養施設として役立ててほしいと願い、ホテルには天然温泉も設けています。

「病院に行くとなんとなく気が滅入って、そこにいくだけで病気になりそう」という声をよく聞きます。医師や看護師にとって病院は〝職場〟ですが、一般の人（病人も健常者）たちにとっては、そんなマイナスの波動を発しているのです。

ですから私はＨＳＪを構想するさい、病院というイメージを払拭したリゾートホテルとして設計を依頼したのです。大気・栄養・安静は養生の三大条件と前に述べたように、この大

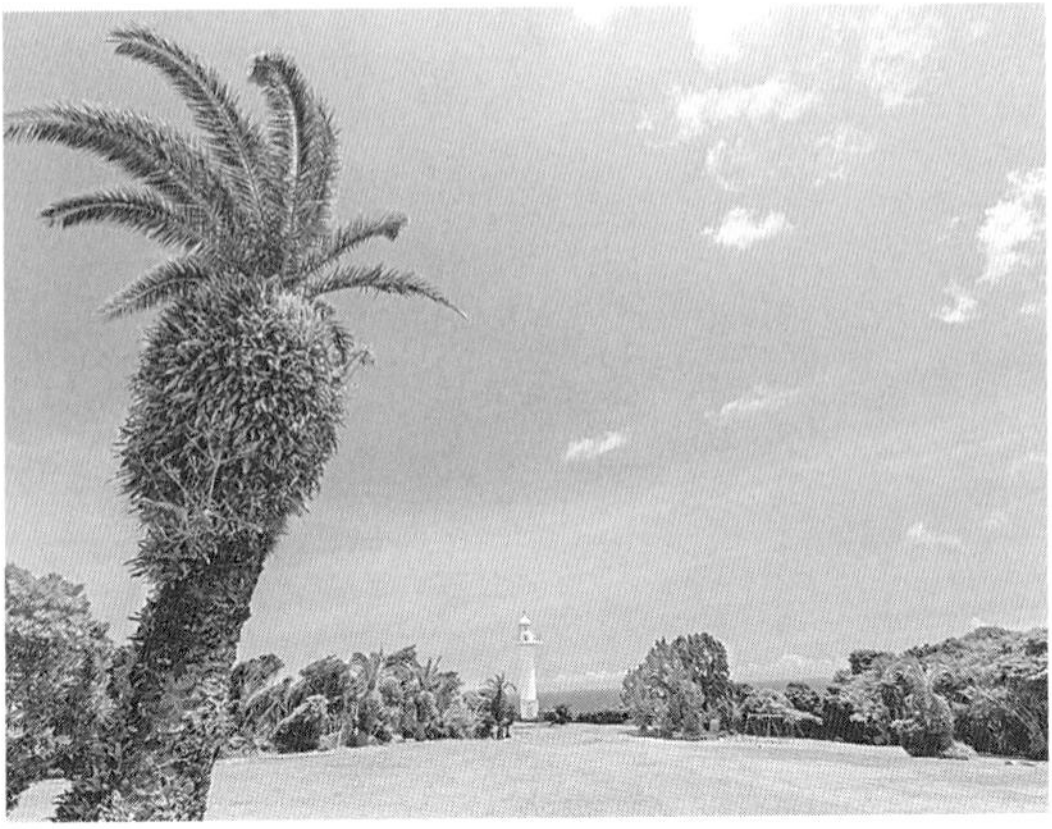
外観・周辺

気には環境（場）が発する波動という意味が含まれます。

その「場」がエネルギーの強いパワー・スポットであれば、癒しの効果はさらに高まります。「からだ」から「こころ」、「たましい」まで癒される「場」です。私達の自然治癒力が高揚される「場」です。私がこの地を選んだのも素晴らしい波動を感じたからで、実際ＨＳＪを訪れた方たちの多くは、ここが「パワー・スポット」であることを認めて下さっています。

　現代医療に見離された医療難民やガン難民は、残された余命の中で、正に「藁をもつかむ」思いで有効な補完・代替医療を求めてさ迷うのが現実です。患者さんの心身への負担はいうまでもなく、患者さんを取り巻く周囲にも社会的・経済的・時間的な面でもはかり知れない負担を生じることになります。

残念ながら、何れの医療もそれ一つで完全なものがないとなれば、最も自身に適したものをできるだけ早く見つけて試すしかありません。そこで可能な範囲で希望のもてそうな代替療法をできるだけ一箇所にまとめられれば、患者さんや家族の負担が少しは軽くできるのではと考えて建設したのがＨＳＪなのです。オープン当初はどうなるかと周りの人が心配してくれましたが、ありがたいことに、最近ようやくホリスティック医療の最先端をいく全国的にも稀有な「場」として注目されつつあります。

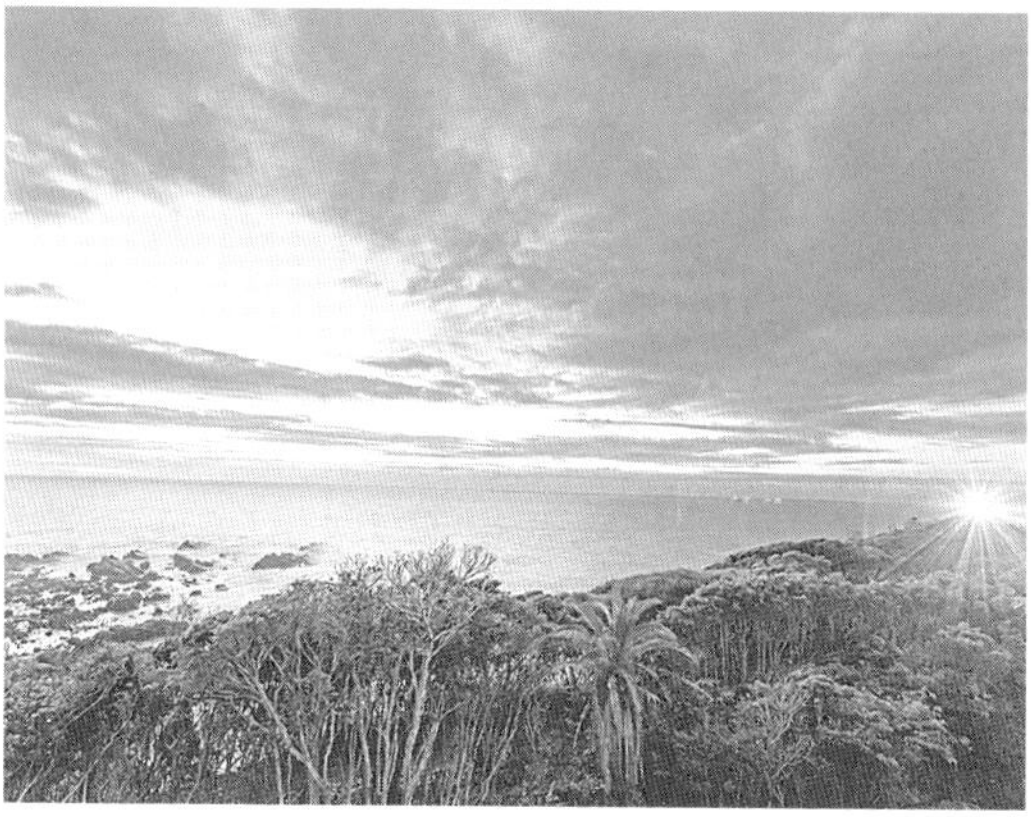

外観・周辺

ＩＴ時代のアナログ医療

周辺の観光が目的でＨＳＪに初めて宿泊された方は、ここが治療施設をそなえたホテルとは想像できないようです。海と山をのぞむ敷地面積は約2万一千平方メートル、外観にしろ内装にしろ病院をイメージさせるようなモノは一切なくしていますから当然なのですが、検査・治療室に入ってもクリニックのような雰囲気を感じさせないようにしています。

では、実際どのような検査や治療をおこなっているのかというと、次のような代替医療の検査・治療機器、治療と健康メニューなどを用意しています。

交流磁気療法（マグネセラピー）、オゾン療法、テラヘルツ量子波療法（量子波動）、光線療法、ニュースキャン温熱療法、プラセンタエキス療法、ファスティング（断食）、瞑想、ヨガ、気功、サプリメント指導、音楽療法、食事指導、スパ（温泉療法）、アクティビティセラピーツアー（熊野古道歩きなど）、カウンセリング等々。

こうした療法を病気の症状によって組み合わせながら、自然治癒力を高めていくわけです。現代医療がデジタル医療としたら、ＨＳＪの総合医療はアナログ医療と言えるでしょう。

ＩＴ時代の現代では、人体もＩＴ化されています。ＩＴ化とはすなわち、診断技術・治療技術においても人体をコンピュータによる解析でデジタル的に看ることです。極論すれば、人間をデジタル・データ化してくれるコンピュータがなければ把握できない、治療できなくなりつつある、ということです。

デジタル化は生命を物質的に看てきた西洋医学の流れです。西洋医学において生命は分子細胞ですから、抗がん剤として分子標的薬が次々と開発され、新薬として採用されます。進行がんの患者さんたちは、まるでその実験台のようです。患者は絶望感の中である意味では仕方なく主治医の言葉に従っています。常に裏切られる効果への期待を、また裏切られるかもしれないと思いながらも、他に方法を知らなければ無理もないことかもしれませんが……、悲しい現実です。

デジタル医療の大きな問題点は、データをみて患者という人間を診ていない、病を診て病人を見ず、木を見て森を見ず、ということになります。その結果、若い医師のなかには医師の基本である問診ができない人も増えていますが、触診・問診こそアナログ医療の基本です。

果たしてこれで良いのか、と感じている医師は少なくありません。この現状だからこそ、統合医療の本当の意味を広く啓蒙する必要があるのです。HSJにおいても検査結果をコンピュータで解析したりしますが、そのデータは参考として、患者さん個々人の「心のあり様」を見て、できるだけ浸蝕の少ない代替療法を組み合わせるのです。

対面で会話をして初めて患者さんの心の状態を知り、理解することができます。そして治療はなにもしていないのに、時間をかけてカウンセリング的アプローチ（対話・問診・触診など）だけで症状が良くなることはしばしばあります。どれほどITが進化しようとも、対面のアナログ医療が基本であることは変わらないのです。

和顔愛語で心をほぐす

「笑うこと」が、病気の治癒効果のあることはよく知られています。そこで最近は末期がんの患者さんに落語を聞いてもらったりする病院も増えつつあります。

たしかに「心の底から笑う」ことも代替療法の一つといえますが、心がどん底に落ち込んでいるときに、落語を聞いて笑いなさいと言ってもその気になれないでしょう。笑いも含めてさまざまな方法で、まず硬直した心身を解きほぐす必要があります。

のんびり温泉に浸るもよし、熊野古道をただひたすら歩くもよし、ヨガや瞑想で自分を見つめてみるのもよし……、人それぞれにリラックスの好みや仕方が違って当然です。そのためにＨＳＪでは、できるだけメニューをそろえているのです。

甲状腺疾患に限らず、あらゆる病気にストレスが関係するというのが私の持論ですが、ストレス耐性にもかなり個人差があって、症状に出る人と出ない人がいます。それと同じことで、ストレス解消法も人それぞれであってよいわけです。
人間はあまりにも強烈なストレスを受けると、ちょっとやそっとのことでは立ち直れません。傍から見ていても言葉のかけようもなく、まして「笑い」を誘うことはできません。

あの東日本大震災のあった二〇一一年の九月、紀伊半島は台風による豪雨で熊野川が氾濫し、この周辺地域でもたいへんな被害が出ました。

その際、被災地域と、被災のなかった地域の患者さんとでその違いがハッキリと分かれたのが、甲状腺の腫れ具合でした。被災しなかった人の甲状腺はいつもの感じと変わらなかったのに対し、被災者は七～八割以上に甲状腺の肥大が確認されました。被害の程度と甲状腺の腫れ具合も相関し、腫れの大きかった人は、家が流されたとか家族が負傷したとか、深刻な被害にさらされていたのです。

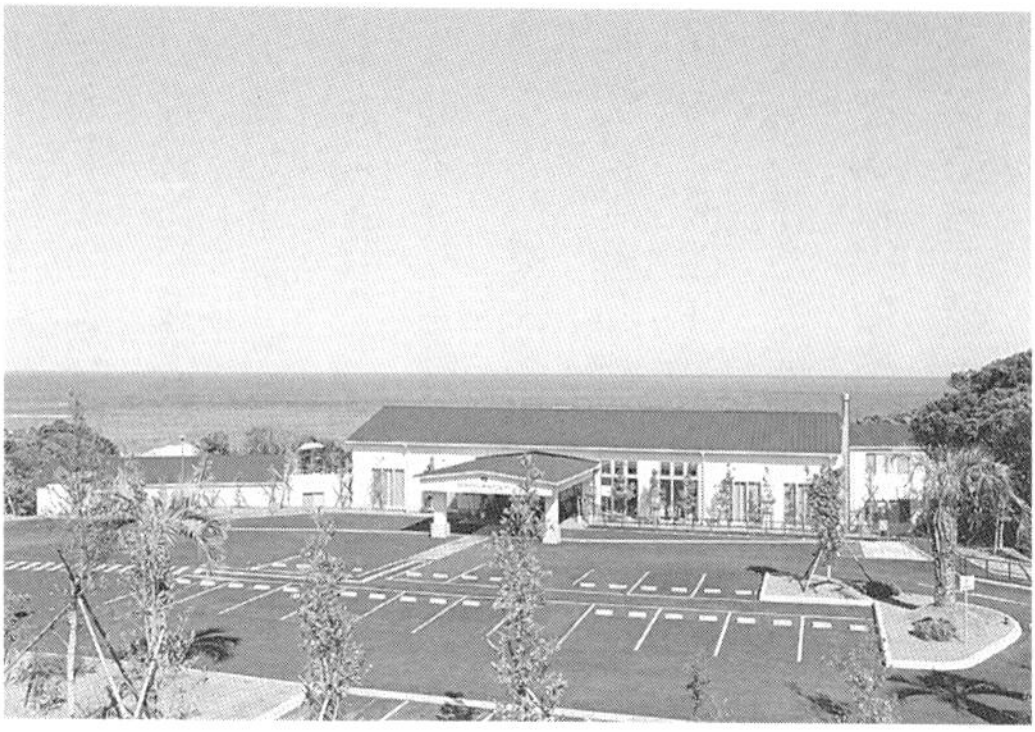
ホテル全景

ストレスで心が硬直して、泣くにも泣けない状態です。ストレスからの解放は本音を吐き出すことに始まります。こういうとき私にできることは、ただただ被災者の話を聞いてあげることです。被災状況を私に話しながら、涙を流した人もおられました。その人の話を聞くだけ聞いて、「たいへんでしたね」「大丈夫ですよ」とひと言いってあげるのです。

私に話したからと言って被災の現実が何も変わるわけではありませんが、心の底に沈んだオリのようなものが取れて、顔の表情がなんとなくスッキリした感じになっています。

カウンセリングの基本は、とにかく相手の立場になって話を聞いてあげることなのです。仏教では、神仏や人のために施しをすることを「布施行」といいます。お金や物でお布施をするのもその一つですが、やさしい言葉と温かい心で人と接する「和顔愛語」というのも立派な布施行だと言われています。仏教的にいえば、「和顔愛語」で相手の心をほぐすのがカウンセリングの精神と言えるでしょう。

日本初の量子波発生装置を導入

ＨＳＪでは、ファスティング（断食）、皇帝漢方、鍼灸、瞑想、ヨガ、気功といった東洋の伝統的な癒しのメニューをそろえる一方で、オゾン療法、プラセンタエキス療法、交流磁気療法（マグネセラピー）やテラヘルツ量子波療法といった現代科学によって開発された最新機器も用意しています。

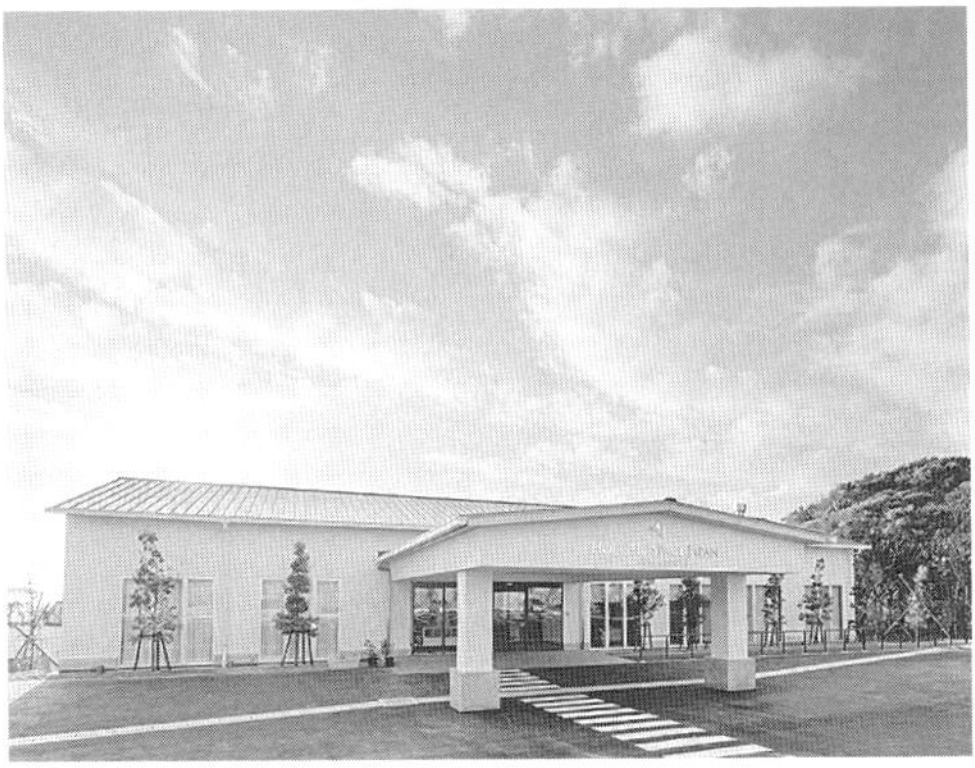

外観・正面

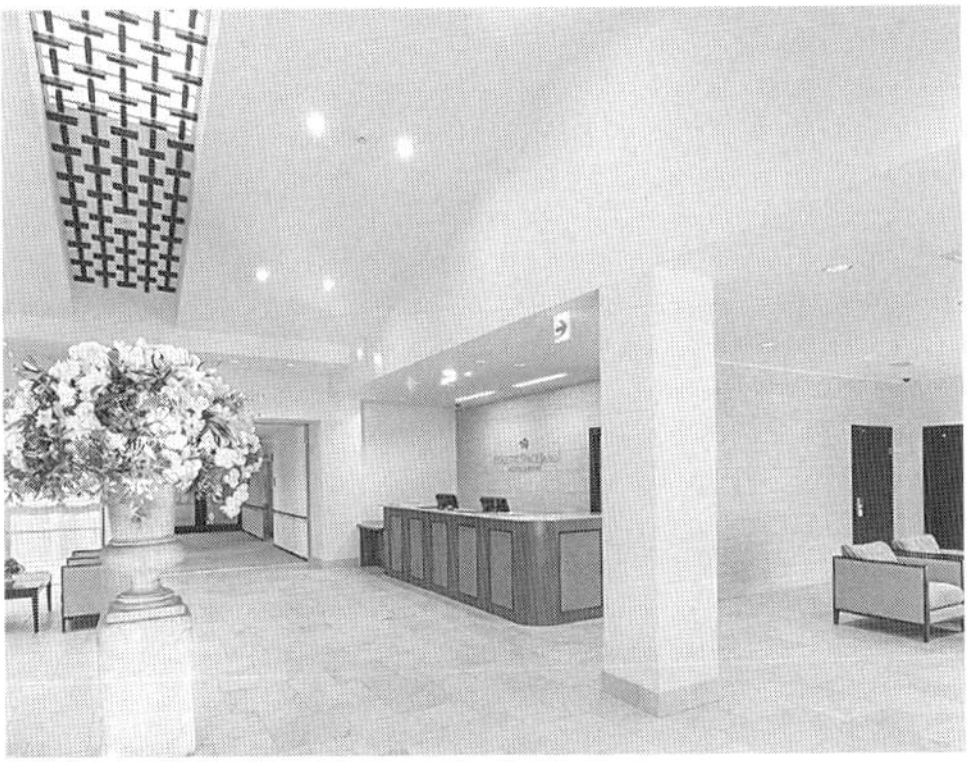

ロビー・フロント

量子物理学を応用したテラヘルツ波療法の治療機器「空洞輻射式量子波発生装置」は、クウォークやニュートリノという二種類の量子を人体に照射して自己免疫力、自然治癒力を高めて治療する装置です。まだ全国に1台しかないもので、日本最初の量子波発生装置による量子医療を実施中ということになります。

この宇宙に存在するあらゆる生命、あらゆる物体は量子（微粒子）に還元できる、というのが量子物理学の発見でした。そして量子には、波のようにふるまうこともあれば粒子のようにふるまうこともある、不思議な性質（「粒子と波動の二重性」）があることも発見されました。

テラヘルツ波というのは、いわゆる光（赤外線、可視光線、紫外線）や電波などと同様に電磁波の一種です。電磁波は、波長の違いによって様々な呼称や性質があり、遠赤外線より波長が長いテラヘルツ波は、「超遠赤外線」ともいわれており、無機質や有機質の物性を改善し、細胞の遺伝子（DNA）を活性化させることがわかっ

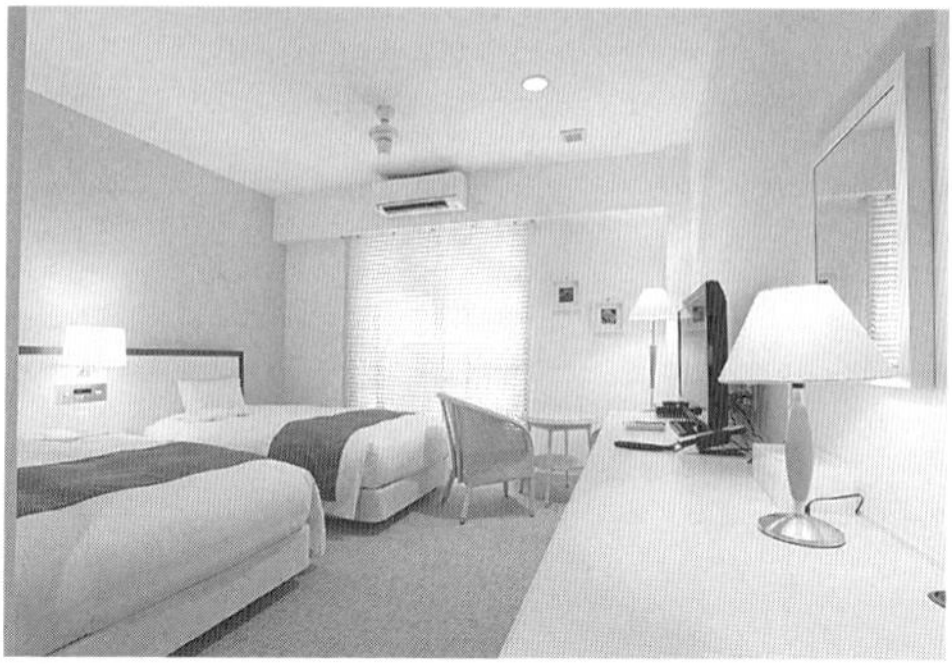
ゲストルーム18室

ています。そればかりかテラヘルツ波エネルギーは医療のほか食品加工、農水産業、通信産業、省エネ等に広く応用できるというのでその開発がさかんになっているようです。

私が目指しているホリスティック医療とは、体に負担をかけず(無侵襲)、副作用がなく(無害)、しかも有効にQOLの向上をもたらす医療です。それを実現する波動療法の一つとして、このテラヘルツ波療法は今後大いに可能性があると思い、いち早く導入したわけです。

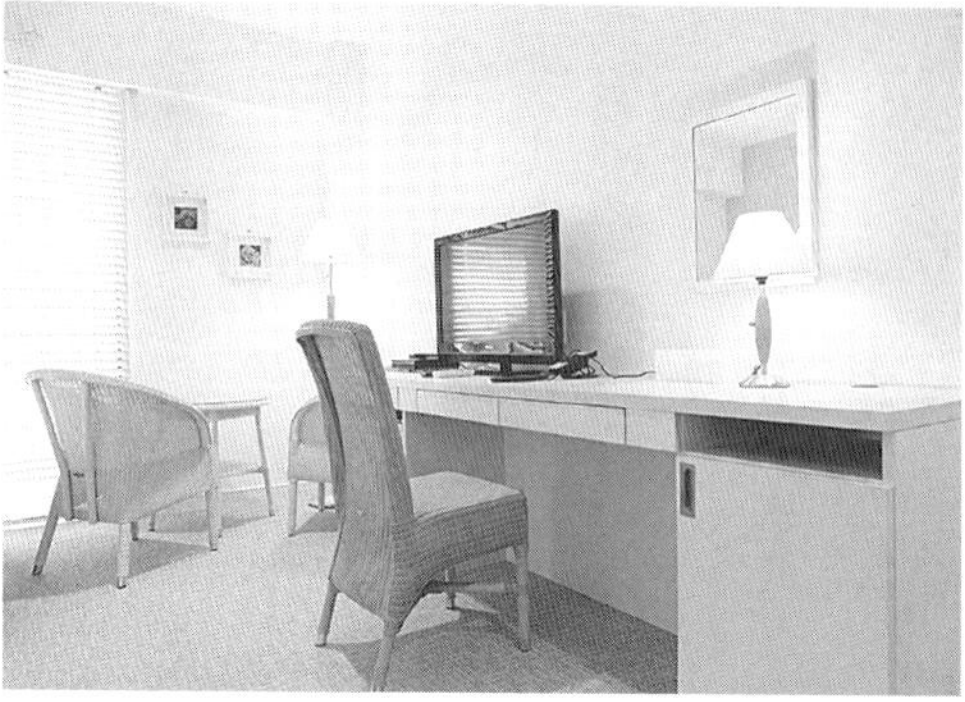

テラヘルツ波治療の効果の程度は、本人の心情、信不信に関係しますが、95%以上に何らかの改善効果が見られ、殆どのケースでがんの進行が停止していることは確かなようです(「フーチ」による評価ですが、ケースによっては画像的にも確かめられています)。

完治症例のデータは一定数にならないと科学的・客観的な証明になりません。この装置による治験データはまだそこまでの蓄積はできていませんが、とくにガンをはじめ難病の患者さんにおいては副作用や侵襲性のない優れた治療機器であることは間違いないと思います。

新薬として開発された抗がん剤の多くが実験的に使われたりして、その効果の期待が裏切られている現状から鑑みて、このテラヘルツ波療法は、難病という暗いトンネルの出口を見出す一条の光となる可能性があると思います。

なお現在、テラヘルツ波療法など量子医学の普及のため、「日本量子統合医療財団」の設立を検討しています。この章の最後にその「設立案」を掲載していますので、関心のある方はお読みください。

量子力学的な人体に気づくこと

量子医学の知見に基づき「量子力学的な人体」という言葉を使ったのは、世界的にも有名なアメリカの医学博士ディーパック・チョップラです。インドの医学アーユル・ヴエーダの考えを取り入れたチョップラは、その著書『クォンタム・ヘルス』のなかでこう述べています。

「量子力学的な人体は、私たちの最もかすかな想念や感情の動きにも敏感に反応し、絶え間ない変化と流れを生じ、それが私たちの心身の特徴の基礎をなしている。量子力学的な人体は時空間に局在するものではなく、場のようにあらゆる方向へ広がり、遍在するものである。私たちは、自己の量子力学的な身体を目で見ることはできない。なぜなら、それはこのような場の非常に微かな揺らぎ振動から成り立っているからである。見ることはできないが、しかしそれに気づくことはできる。実際、私たちの感覚はその量了的な場を鋭く感知できるように作られている。量子場の働きは、物質やエネルギーの働きよりも基本的な働きである。原子よりもさらに一千万倍も一億倍も精妙な自然のレベルに私たちが気づいていられるという事実は、全く驚嘆に値することである」

このような文章は、かつてなら神秘主義者のものかと思われたりしたものですが、私流にわかりやすく言えば、人間の見えるからだと見えないからだ（量子的身体）は共に分かちがたく、宇宙と繋がっている（部分は全体を含む）ことが真実であるということです。

チョップラは理論家であるだけでなく臨床医としての経験を生かした実践家でした。量子科学に基づく西洋医学と東洋の伝統的なヒーリングを統合させた「ウェルビーイングのためのチョプラセンター」を設立するなど、その活動は幅広く地に足がついています。

チョップラが一貫して強調したことは、私たちの内面的な世界（想念、感情、衝動、本能、願望、信念など、あらゆる形態の知性）は、内面の世界においてのみ変えることができると、いうことです。それはすなわち、自分の意識を変えれば世界は変わる、病気も治り奇蹟も起こる、ということです。そのためには瞑想を習慣化するなど生活リズムを創りだす必要がある、と。

現代人はさまざまな電波機器の恩恵にあずかりながら、自分たちの体が波動（量子）であり、自然や宇宙とつながっていることさえも忘れていたり、気づかない人が少なくないように思います。

ＨＳＪの目の前には太平洋の海原が広がっています。波の音を聞きながら、あるいは満天の星空の下で瞑想するのもよいでしょう。私たちの量子力学的な身体には、こうした自然と一体となり、宇宙と調和する時間が必要なのです。

ホロスの郷として

人間は自然の生態系の一員として自然と繋がっており、生態系の繋がりの中で生かされて生きています。自然の偉大な力の前には全く無力であり、水、空気、酸素、光、何一つ人間の力だけではつくれません。

この自然生態系のなかで、生命体としての生体を維持するためにはホメオスタシス（生体内部環境）の安定が必要です。と同時に、外部環境への適応と順応も必要です。内外の環境はすべて繋がりを持っており、その円満な営みの上に生命活動が維持されるわけです。

ホメオスタシスの破綻とストレスによって多くの病が発症します。その症状だけを薬などで臨床的に抑えても、内外の環境が整わなくてはホメオスタシスの安定はのぞめないのです。

右に述べたことは当たり前すぎる真実ですが、都会に暮らしている現代人はついこのことを忘れてし

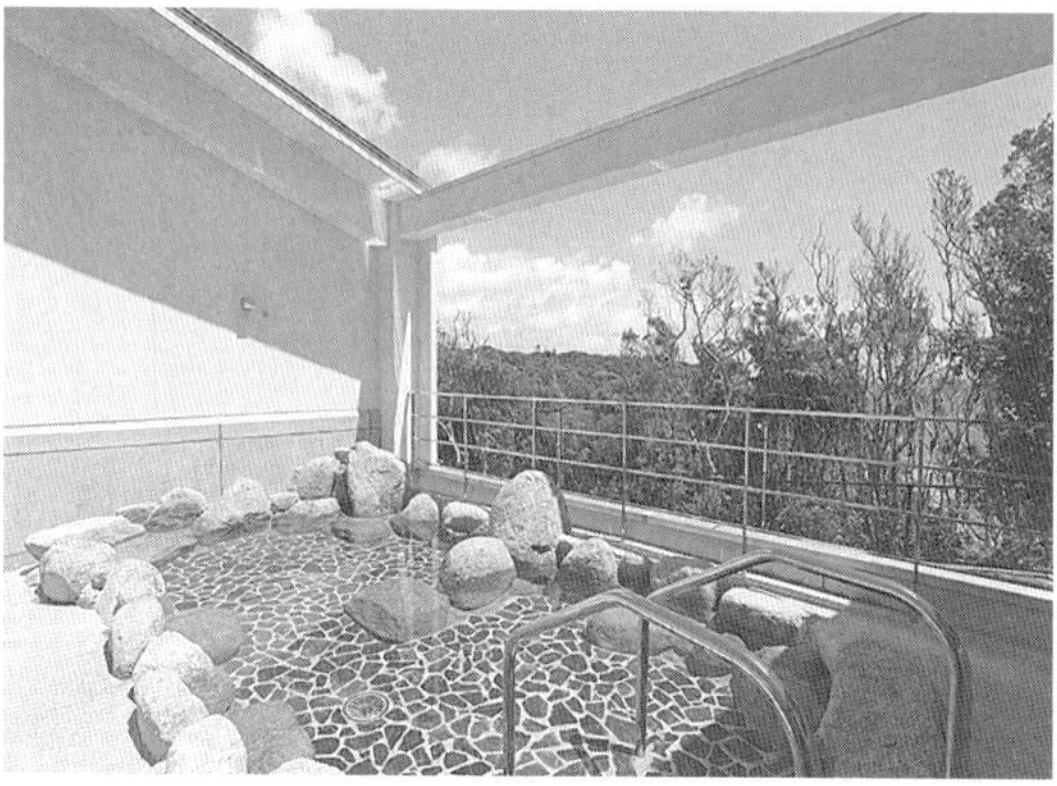

海を眺めながら

まいがちです。そして疲れた体にたまったストレスの解消を求め、休日にはリゾート地や観光地で心身のリフレッシュをはかります。ところが人気の観光地には人がどっと押し寄せて、くたびれ果てて帰るということもよくあることです。

ＨＳＪは、リゾートホテルのような外観をみせていますが、観光事業的な匂いのない自然そのままのリゾートであることにこだわっています。経営の安定のために、もちろん一般の観光客も受け入れていますが、ホリスティック・スペース・ジャパン本来の目的から逸脱しないよう心得ています。宣伝らしい宣伝をしないのもそのためです。

リピーターのお客さんは、「ここは自分の隠れ家的な場にしたいので、あまり人に教えたくない」と言いますが、それもやむをえないことと喜ぶしかないようです。

国立自然公園の一部にありますから、春爛漫のときにはウグイスがさえずります。小鳥が庭に訪れ、ノウサギが芝生に跳ね、トビが空を舞い、夜にはシカが鳴き、満天の星が輝きます。

スピード時代だからこそ、このリッチな隠れリゾートでゆっくり、ゆったり、ゆるやかに過ごしていただいて、ホメオスタシスの快復をしていただきたいと思います。

ここは自然公園というだけでなく、空と山と海とが一つに溶け合ったパワースポットでもあります。ですから私は、ナチュラル・ヒーリングリゾート「ホロスの郷」と名づけています。

ホリスティックの語源であるホロス（全体）です。

リゾートでくつろぐだけでなく、ホロスとしての自然や宇宙、人とのふれあうなかで人生を振り返り、魂がふるえるようなヒーリングを体感していただきたい。そんな思いをこめています。これからの自分の人生においてほんとうの「ウェルビーイング」（幸せ）とは何なのか、その大事な何かを見つけてほしいと願うからです。

夢と理想は高いけれど、それなくしてホリスティック・スペース・ジャパンの存在意義はないと、私は自分に言い聞かせつつ祈っています。

祈る医師としての使命

統合医療はその名のとおり、あらゆる医療法の長所をつないで（統合して）、個々の患者にとってよりベストな治療をほどこすことです。その目的・方法論についてはもちろん私は賛同していますが、そこからさらにホリスティックな医療へと向かうべき、というのが私の立場です。すなわち、人間のスピリチュアルな要素を重視するということです。

これまで繰り返し述べてきたように、現代医療はあまりにも細分化してまった結果、専門医は自分の専門分野のことには詳しくても全体が見えなくなっています。その反省から統合医療の方向が出てきたわけですが、この方向に賛同する医師のなかにも、スピリチュアリティについてあまり関心のない医師がまだ少なくないように思われます。目にみえないもの、科学的に証明されていないものは認めたくないという、いわゆる科学的思考があるからです。

アレキシス・カレル（一八七三〜一九四四年）は、『人間　この未知なるもの』のなかで、生命は私たちが思っているような機械的なものではなく、奇跡や超能力と名付けられているものがあると説き、科学者たちの科学万能主義をとくに戒めています。百年前にノーベル生理学・医学賞などを受賞したフランス人の外科医・解剖学者ですが、カレルの戒めが現代でも古びていないこと自体が大きな問題といえます。

科学的思考というのは多くの現代人がそなえているものだと思いますが、科学的と称するもののなかにも、不確実な事や思い込みや盲信などがあることを知らなくてはいけません。すべてが宇宙と繋がっているのですから、目に見える世界よりは目に見えない世界の方が深い意味を持っていると、量子物理学や波動医学は教えてくれます。

私の心臓のなかにステントが入ってから既に十年が経過しています。これは冠動脈を拡張するための網目状の金属の筒で、私のいのちが永らえたのは、現代医療の技術の進歩のおかげといえます。西洋医学のすぐれた点はまさにこうした医療技術の進歩にあるわけですが、逆にカレルが戒めていることが欠点になっているのです。

この手術を受けてから後、自分自身への祈りとしていつも思っていることは、「この命のある限り、一人の医師としての使命を全うさせてほしい」ということです。言うまでもなく私の使命とは、統合医療にスピリチュアルの要素を加えた、ホリスティック・スペース・ジャパンの設立です。

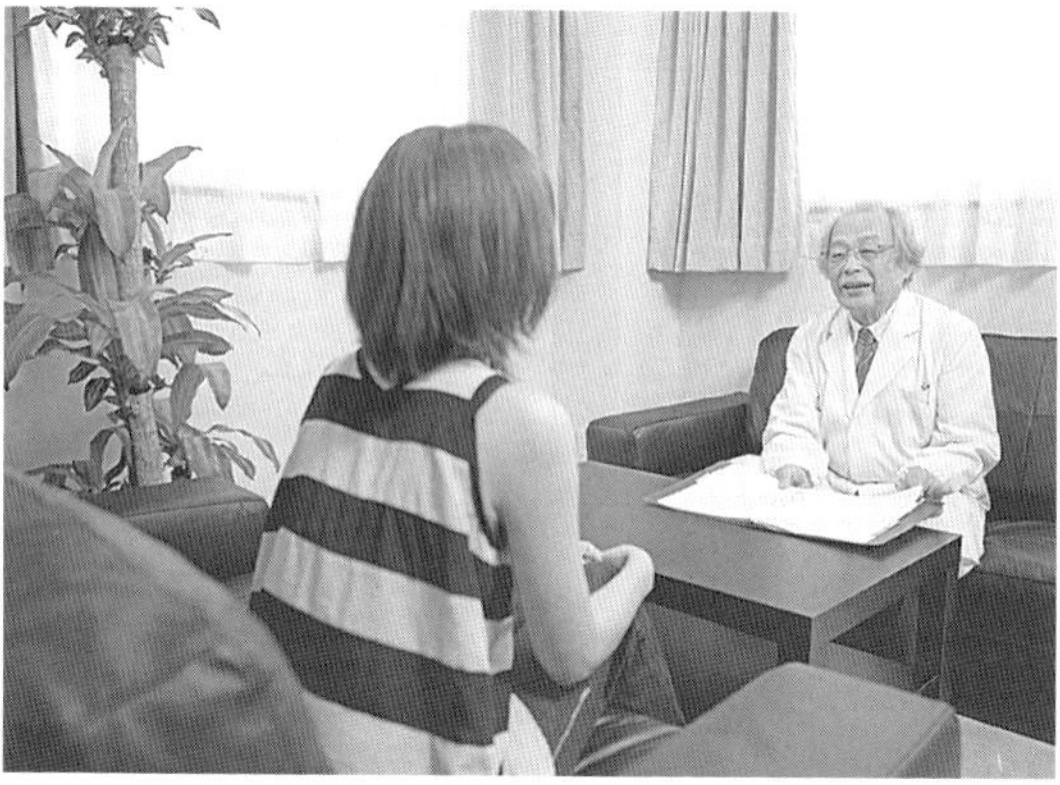

カウンセリング

私の思いが神仏の御心にかなうなら、生きさせていただけるであろう。そう思って、周りからの反対や心配の声を聞きながら、その信念ひとつでＨＳＪを立ち上げることができました。設立後も私のやることが神仏の意思に反するものであれば、ＨＳＪは立ち行かなくなるし、私もあの世行きであろうと常々思いつつ過ごしてきました。

それからまる三年半たったいま、何とか軌道に乗りつつあるのは、神仏からみて、私の命はまだこの世で役立つということでしょうか。目を覚まして朝を迎えるたびに、今日も生かしていただき、ありがたいと神仏に感謝しています。

世間では八十五歳は後期高齢者というラベルをはりたがりますが、私にしたら、この歳になったからできることもある、と言いたいのです。

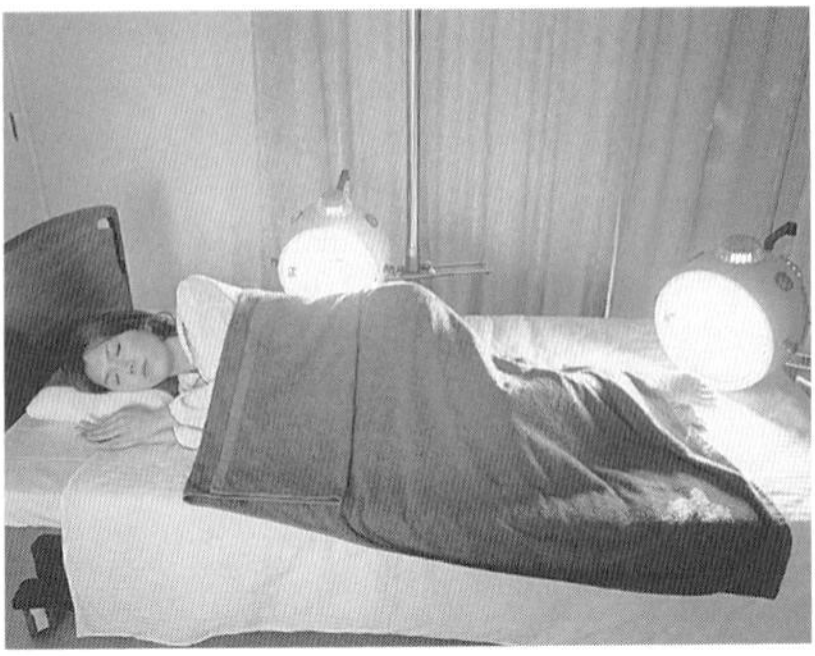

きずなと連携

ＨＳＪには約八十人収容できるセミナールームがあり、そこでは医療研究会やセミナーをはじめ、いろいろなイベントなどにも利用されて、結婚式や披露宴の会場にもなったりします。

この春（平成二七年）にもヒーリング関係の出版記念パーティが開かれ、映像や演奏などで盛り上がり、翌日にはヒーリングの実技研修もおこなわれました。また秋には、『薬をやめると病気は治る』『病気は自分で治す』『免疫革命』などの著書で名高い安保徹先生を迎えて免疫療法を中心テーマとした研修会を開いたり、ホリスティック医療に造詣の深い先生方を講師に迎えた研修会を主催したりして交流につとめています。（本書に安保先生から推薦の言葉をいただいたのもそういう経緯があってのことです）。

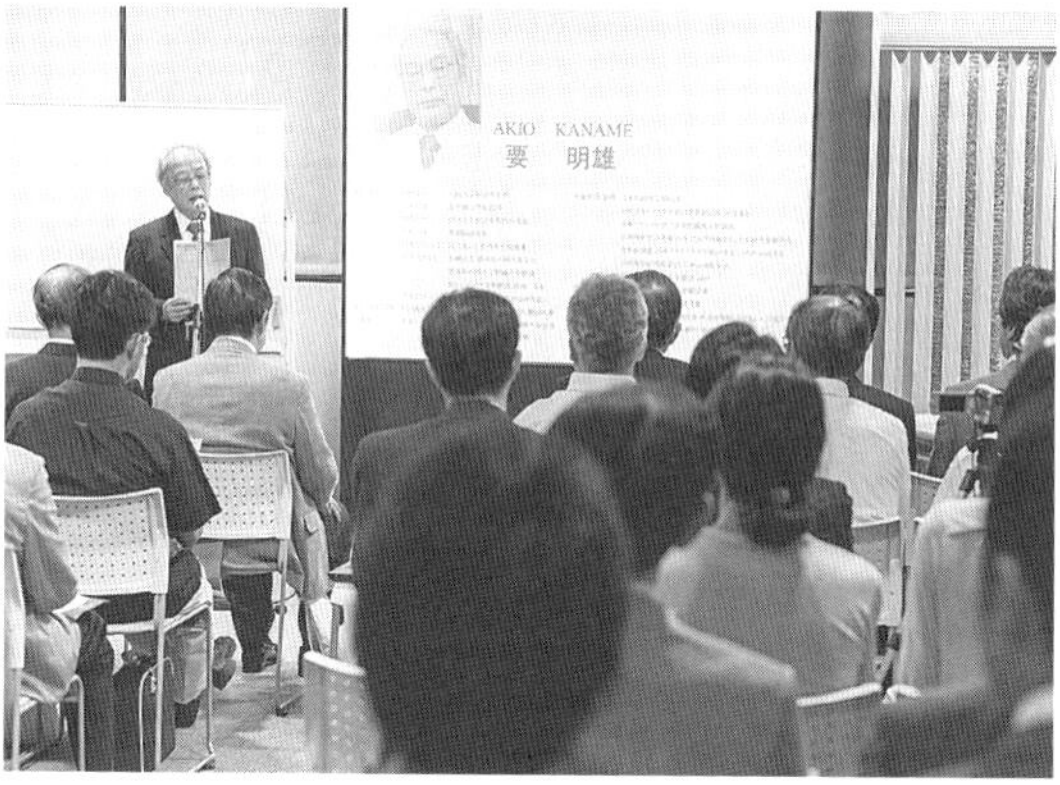

セミナールーム

人と人が直にふれあう交流会は、実感や共感、感動などを伴った有益な情報・知恵をえられます。またそうした交流のなかで信頼関係が生まれ、連帯感も育ちます。日頃、医療関係者は時間に追いまくられていますから、専門分野のなかで視野を狭くしないためにも、とくに若い医師たちにはさまざまな研修・交流で生きた知恵を学んでほしいと願います。

現代人が心の病におちいる大きな要因の一つに孤独感、孤立感があります。一人暮らしの高齢者の孤独死が増加していることは、周りの人との絆を失った現代社会の象徴と言えるでしょう。あの東日本大震災のときには、人々の心のつながりがいかに大切かということが改めて見直され、「絆」という言葉がさかんに使われました。

医療関係者にもこの絆が必要なのです。コンピュータでむすぶ情報（カルテ、技術）の共有などだけでなく、アナログ的な信頼関係に基づいたネットワークです。

いま高齢者介護については、施設入所から在宅介護に移行した二十四時間体制の「地域包括ケアシステム」が模索されています。国（厚労省）は、医療費介護費の削減を第一に考えているにしても、「病院や老人ホームでは死にたくない、人生の終末は家で迎えたい」と望む人が圧倒的に多いことからして当然の方向でしょう。

「地域包括ケアシステム」は介護・看護・医療の3つが連携して、なおかつ地域社会・自治体の協力体制があってはじめて成り立つ仕組みですが、その要となるのは人間的な絆というものです。

同じように、統合医療、ホリスティック医療を広めていくためには、志を同じくする医師たちの情報共有だけでなく、看護・介護関係者との間にもネットワークを広げ、また一般社会に向けた啓発活動も必要不可欠だと思います。

啓発活動という意味では、「免疫力」に関する本を数多く出されて講演活動にも熱心な安保徹先生の功績は多大なものがあると思います。最近はほかにも多くの啓発本が出まわり、統合、代替、ホリスティック医療という言葉自体はだいぶ一般に知られてきた感がありますが、認知度という点ではまだまだです。富士山登山にたとえれば、一合、二合目あたりというところでしょうか。

宇宙の摂理

ＨＳＪの各部屋のベランダからは、芝生の庭に出られるようになっています。四季折々楽しんでもらうように花壇にはいろいろな花を植えています。花壇の背景に自生する木立の間からは海が見えます。建物の敷地は国立公園の一部なので、自生した木々を勝手に伐採できませんが、そこには小鳥たちがたくさん訪れて、かわいらしい音楽を奏でてくれます。

私は若いころから花いじりが好きだったので、いまも時間があるときには花壇の手入れを

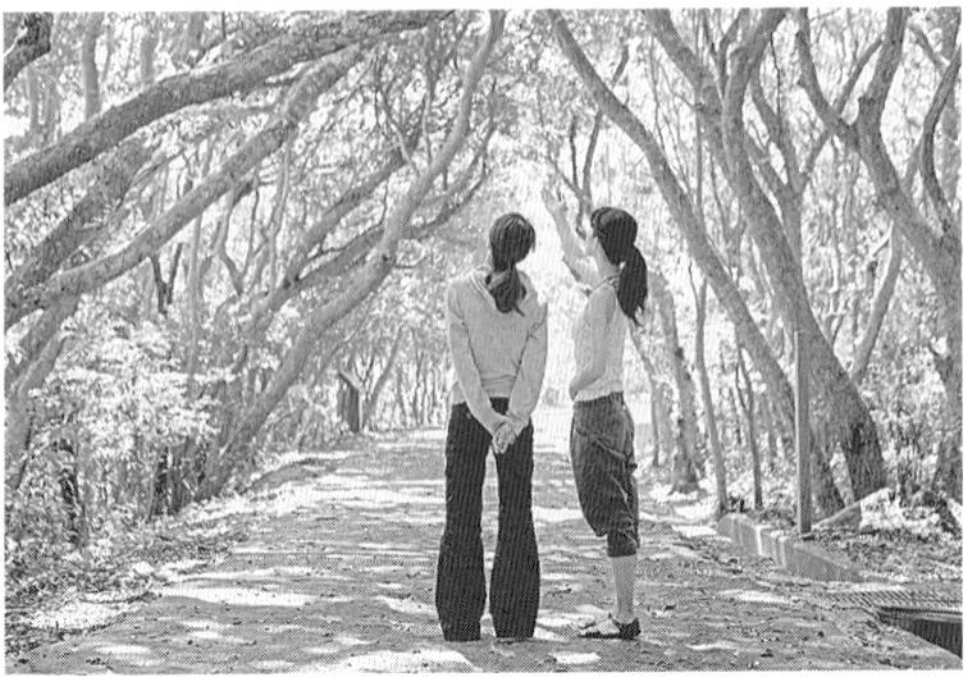

楽しみます。

「植物は正直もんや。畑の野菜は、人が世話をしたら世話をするだけ応えてくれる」とは農家さんの言葉ですが、それは花も同じです。心をこめて世話をすればするほど花はきれいに咲いてくれます。ひっそりとつつましく咲く花、女王のような華麗な花、清楚で凛とした花、何ともうるわしい香りのする花、それぞれに味わいがあります。花のいのちは短くも、世話をしたら毎年同じころに元気に復活してくれます。

ある夜、大事に育てていた月下美人が一晩に六十一もの花を咲かせました。その名のとおり女王のような気品と優美さです。花は夜にしか咲かず一晩で散ってしまいますが、私を大感激させ、至福のひとときを味わせてくれました。

花や小鳥は、私たちのために咲いたり、鳴いたりしているのではなく、それぞれの命を生きているわけですが、この宇宙全体からすれば、私も花も小鳥もひとつにつながっています。そのことを幸せと素直に感じられる心が、幸せというものです。

人も同じようにそれぞれに役割があり、その役割を果たすためにこの世に生まれてきたわけですが、その役割に気づかず、不平不満ばかり言っている人生では、あまりにも悲しすぎます。生んでくれた両親に、ご先祖さまにも申し訳ないと思います。

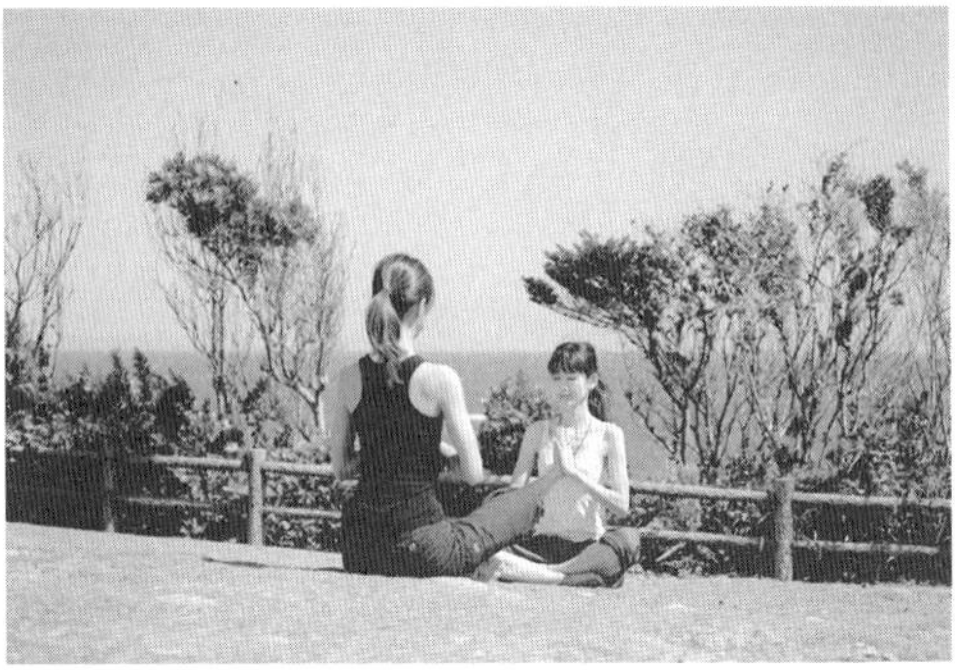

病気という現象は、「気づき」をうながすメッセージそのものです。身体が不調を起こすことで、心の気づきを訴えているのです。ストレスを貯めこんだり、暴飲暴食したり、自分勝手なことばかりしたり、不平不満ばかり言ったりしてはいけないぞと、その人自身の「自己免疫力」が警告を発しているのです。

現代科学は生理学・解剖学・神経学・脳医学・心理学・精神分析などの専門分野で体と心のメカニズムを説明してくれます。しかしなぜ、自己免疫力があるのかといわれたら、どの学問をしても説明に窮するしかありません。「生命とはそういうもの」としか言いようがないでしょう。

同様に人間のスピリチュアリティ、魂の不思議さも科学では説明しきれません。まさに「人間、この未知なるもの」、です。ただ量子科学でわかっていることは、宇宙は量子の波動から成り、私たちの体の構成成分と宇宙とは全く同じであるということ。そして、すべてが宇宙と繋がっているという、宇宙の摂理です。

この宇宙摂理のなかで、人間も花も小鳥も生かされている。生きているのではなく、あくまでも、宇宙の摂理で「生かされている」のです。

私が生かされているのはあと何年か、何十年か知りませんが、生かされているかぎり、これからの世代のために多くの有志と手をつなぎ、より多くの人々のためにホリスティック医療の普及、ＨＳＪの発展に全身全霊をそそぎたいと念じています。

自らの魂の向上と、生かされてつながる命のために……、それが宇宙の意思だからです。

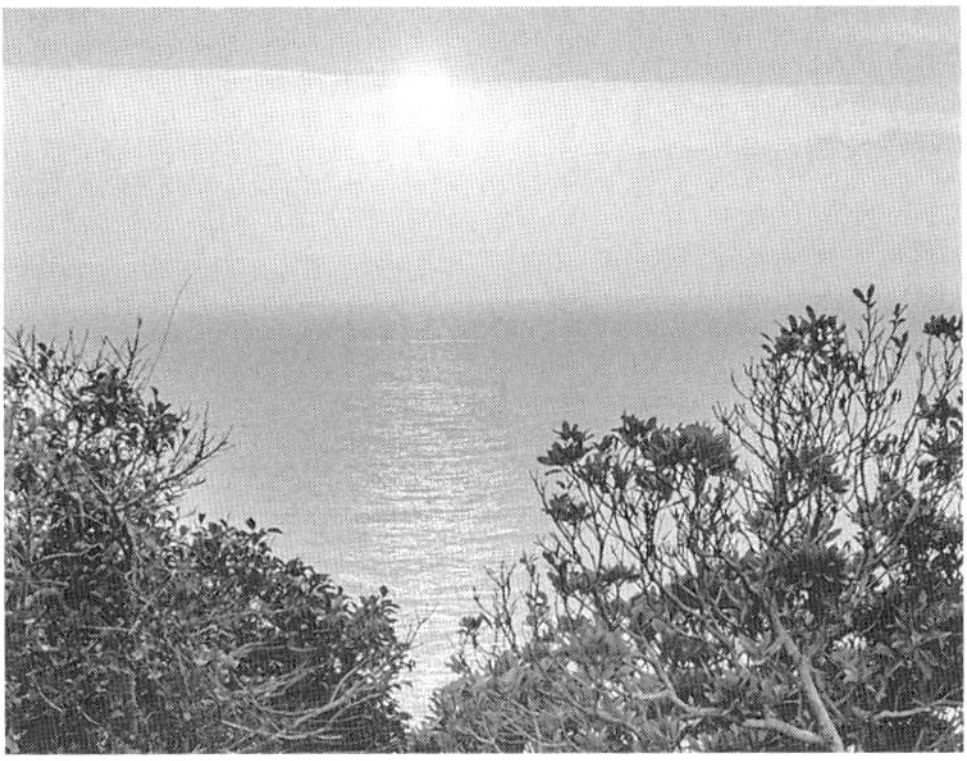

日本量子統合医療財団（設立案）

「医療イノベーション時代」

現代西洋医学の発展と限界：現代西洋自然科学理念に基づいた現代西洋医学は、医療分野における知識と技術の分野に驚異的な開発進歩をもたらし、多大な貢献をもたらしたことは評価すべきである。しかし、その一方で、生活習慣病をはじめ拡大する未知の感染症や難病に対する医療面ではいまだ十分とはいえないのが現状である。地球的規模の環境破壊因子による健康阻害要因には深刻なものがあるが、これに対しては現代自然科学的に必ずしも十分な対応はなされているとは断言できない。

日本をはじめ、先進国の高齢化社会の拡大は、医療のあり方に対して根本的な課題の解決を迫っている。加えて、現代社会における生活環境は極めてストレスに満ちたものであり、それに基づく病理的社会が、精神異常者の増加をもたらし、高齢者の認知障害者の増加とともに先進諸国の心身の健康問題に重大な影を落としている。現代西洋医学は一方で、多くの医療難民を発生している事は明らかな事実である。

当財団が目指す医療とは：

二十一世紀は西洋的物質文明の時代から、東洋的精神文明の時代へと大きな時代の転換期と考えます。このような時代の推移は医療界にも大変革が求められております。

専ら人体を対象とする現代西洋医学から、心身一如という東洋的理念に基づいて人間存在の意義を理解し、そのホリスティックな癒しの実現を目指すことが我々（当財団）の目的であります。

因みに人間存在の基本的要素は人間に備わった霊性（霊魂）であり、それは人間の生死にかかわらず永劫不滅であります。

霊性を対象とする医療、即ち「霊性の医学」（スピリチュアル・メディスン）こそ人類が目指す究極の医療であると考えます。

量子波エネルギー医学の新理念による新医療の実践により、グローバルスタンダードからユニバーサルスタンダードに立脚した癒しの実現を通じて、あらゆる生命体の存在に貢献することを目指すものであります。

時代が要請する「からだ」から「心」そして「霊性」の医療の実現への第一歩であります。まさに、今世紀の医療イノベーションの黎明というべきものと思われます。

設立目的：

医療イノベーション時代の到来に当たり、現代西洋医学がもたらした最新知識と最先端技術を効果的に活用する一方、東洋的思想に基づく伝統医療の経験と叡智を活用し、文字通りの統合医療の実現を目指して時代の要請に貢献することを目的とします。

本財団は、量子物理学に立脚した量子エネルギーを応用した新エネルギー療法の普及拡大を目指して、上記の目的を達成するために設立するものである。

本財団の設立趣旨に賛同される方々が、専門、職業を越えて広く新エネルギー医療の普及拡大に参加されることを期待したい。

第7章——魂は永遠なり

もしわれわれの心が
この普遍的な心の一部であるとしたら、
われわれの心もまた普遍的な心と同じように
時間と空間のなかで非局在的なものである。

ラリー・ドッシー

心の時間・カイロスは自由

自分の年を数えなくても歳月は過ぎてゆきます。しかもヒトは歳をとるごとに一年という時間が短く感じられます。現代物理学でも未だに謎のままの時間は、自分なりに哲学的に考えるしかありません。

人間が決めた一日二十四時間という物理的時間は「クロノス」と呼ばれています。それに対して心の時間のことを「カイロス」といいます。心の時間カイロスは自由に変えられます。つまり、ヒトそれぞれの心の持ち方次第ということです。

「あの人は気が若い」という言葉があります。若い人なら気が若いのは当然のことと思われているので、これは年配者向けに使われる言葉と受け止めていいでしょう。

この言葉の前に「年のわりには」という言葉を加えてみて下さい。

「あの人は年のわりには気が若い」

どんな印象になりますか。私はこの言葉に抵抗を感じます。

カイロス時間は平等ではなく、年を取ったら「気」も老いなくてはいけないということなど決してありません。少なくとも私はそう考えています。「気を若く持つこと」が「年を取らないこと」と同じ意味なら、気を若く持つのも本人の気持ち次第、心次第です。皆さんの中に「もう年だから……」という思いはありませんか。

「もう年だから」というときの年とは、何歳をいうのでしょうか？　そんなに早く年を取りたい人ばかりなのでしょうか？　元気で楽しい日々ならだれでも長寿を願うのは当然だと思うのですが……。

かつて、私は老人保険証が送られてきたことで、初めて自分が老人と呼ばれる年齢に達したことを知りました。その時、なぜか私は腹が立ちました。なぜなら、毎日お年寄りの患者さんを大勢診察している自分には年を取ったという意識がなかったのです。

日々診療に打ち込んでいることで自分自身の年などは忘れていました。

それでよかったのです。患者さんの役に立てることが私の日々の支えです。これが私の心の時間「カイロス」なのです。その日その日を夢中で過ごしてきました。私の心の中ではカイロスの時間は若いままで、それがクロノスの年をとっていることを忘れていたのです。

連日診察に訪れる患者さんから「先生はいつもと変らない、昔とちっとも変らない」などとよく言われます。外観は白髪が増え、肌には老人斑も増え皺が深くなっています。客観的には老化は明らかです。にもかかわらず何年振りかに再会した患者さん達からも同じ言葉を毎日聞きます。

年をとっている筈の私の印象が、予想とは違っていたということでしょうか。そして有り難いことに「もっと長生きして下さい。元気でいて下さい」と励ましてくれます。お陰で心の青春を保っています。私の書斎の入り口には、家内がプレゼントしてくれた「生涯青春」と書かれた軸が掛かっています。

体が年をとることはみんな平等です。だからといって心まで老け込むことはありません。何か自分ができること、したいこと、やり残したことなどを思い起こして始めてください。あなたの心の時間が流れます。若い頃へ逆戻りもできるのです。同時に未来へ一気に飛ぶこともできるのです。それが「カイロス」です。

「いのちを無駄にするな」

私は、学生時代に戦争を体験した、いわゆる戦中派世代です。神戸市生まれですが、戦前から戦後の一時期（昭和十六年から昭和二十二年まで）、横浜に住んでいました。

第二次大戦中の辛い思い出は語りきれない程ありますが、昭和二十年五月二十九日、横浜市が焼滅した日のことは生涯忘れられない体験です。

その日私は学徒動員で、陸軍火薬廠の火薬の保管のために軍用トラックで平塚へ送られていました。空爆の被害から弾薬や火薬を守るため、山中の地下壕にそれらを運び入れるのが我々学生の仕事でした。

軍用トラックで平塚から保土ヶ谷まで戻るとき、空襲直後の横浜市内の惨状を目の当たりにしました。それはまさに地獄と言うほか表現のしようがなく、今もその光景は鮮烈に脳裏によみがえってきます。

私たち同期生の会（旧神奈川県立横浜第三中学校時代・三中22期会）は、戦時中の体験を風化させないために、有志の投稿をまとめて「22期文集」を発行しましたが、私もそのなかに「戦争の音」と題して投稿しています。四百字原稿にして十枚ほどですが、そこには文字通り阿鼻叫喚のあり様を書き残しています。

私はこの原稿を書きながら、あのときの光景をまざまざと思い出します。忘れたいけれど、忘れてはだめだという内なる声が聞こえます。記憶の風化が再び戦争を引き起こすことを怖れるからです。広島・長崎で被爆された方たちが、戦争を知らない今の世代に語る切実な気持ちもよくわかります。

戦後の食糧難と貧困のなか、すべての日本人は明日を生きることだけでも精一杯でした。そしてやがて人々は、運よく生き延びた自分の生命を最大限に生かすには、亡くなった人たちの分の何倍も生きることだと考えるようになり、そのエネルギーが戦後復興の原動力ともなったのです。

私がもう少し年長であったら戦場に送られて戦死していたかもしれない、多くの貴い犠牲のうえに私たちの命がある。戦中派の私たち世代には特にそういう思いが強いのです。貴い犠牲となった人たちの魂が、「いのちを無駄にするな」と語りかけてきます。その声にも応えて、私なりに精いっぱい生きてきたつもりです。

しかしいずれ、「死」は誰にも平等に訪れます。平等という意味では、死はクロノス的な時間といえますが、生きている間はあくまでも人それぞれのカイロスの時間があるのです。そのことを常に忘れず、愛する身内の故人のためにも、カイロスの今を精一杯生きてほしいと思います。一瞬一瞬の積み重ねが人生であり、同時にこの今が、永遠でもあるのですから……。

しかし戦争は、精一杯生きようとする人々のカイロスの時間を一瞬で奪いさります。二度とこのような戦争が起きないようにとの願い、そして戦没者のご冥福を心から祈りつつ、私が綴った「戦争の音」の一部をここに掲載させていただきます。目をふせたくなることをありのままに記していますが、ぜひともお読みください。

「戦争の音」　三中22期会の文集より

………　熱火の海が広がっていた。猛烈な熱気が頬を刺した。熱風と焦煙が疾風となって舞い狂い、火粉混りの灰塵が目を焦がし、熱気が咽喉から肺の奥まで灼けるように貫いた。足下に、灼熱の火の塊りが無数に散乱し、炎を上げて路面を焼いていた。人家は跡方もなく焼け尽き、噴き出した溶岩を流したような火の絨毯だった。視野に入るもの全てが火であった。

「目が痛くて、開けていられないよ」「足が熱い、靴が焼けるぞ」、火炎が舗装道路まで焼いていた。あちこちで破裂した水道から水が吹き出し水蒸気が舞っていた。その水で手拭をぬらし、口と鼻をおおい防空頭巾に水をかけて熱を防いだ。頭上から火炎が、一塊になって落ちてくる。電柱の中間部が燃え落ち、電線にぶら下った電柱の上部が炎を上げていたのが落ちてきたのだ。地面も頭上も火焔地獄だった。

市街の中心へおよその見当をつけて、地獄の中を歩いた。何人いたのか定かではないが、互いに声をかけ、呼び合い、確かめ合いながら進んだ。

どれ位、歩いたか、火を踏まないように避けるのに必死だった。浅間下辺りだと思うところに出た。上り坂に市電の線路が伸び、道巾が広くなった。両側の山肌も黒く焼けていた。

焼けた市電が屋根と鉄骨のワクだけの残骸をさらしていた。上り坂に黒い異様な塊りがいくつも目に入ってきた。それは点々と坂の途中のそこここに転がり、焼けこげた木株のような形をしていた。焼死体であった。木馬のように四肢を虚空に伸ばし或は曲げ、手も足も丸い棒のように焼け爛れ、黒い炭の塊りになっていた。油性の焼夷弾によるものだろうか、焼け残った皮膚が赤黒くただれ、まだ煙を出してくすぶっているものもあった。天を向くもの、うつ伏すもの、下側が焼け残っているものもあった。坂の頂上に向って、黒い死体の数が増え、その姿も異様さを増した。

断末魔の叫びが聞こえるようだった。母親であろうか、区別のつかないその黒焦げた死体の下に、幼児の死体が炎から守られたのか着衣のままに横たわっていた。目をおおう光景であった。子供を守ろうとした親の思いが胸を打った。思わず体中に戦慄が走った。まさに地獄だと思った。「踏まないようにしろ！　みんな死体だぞ！」誰かが叫んでいた。

異臭が鼻をついた。

天も地も人も、全てのものが焼けただれる臭いであった。坂の頂上に立ったとき、地獄の様相はさらに凄惨になった。市街地には鉄筋建築以外、建物らしい形骸は視野に映らなかった。その朝、陽光の中で見たあのたたずまいは、みる影もなかった。坂下から吸き上ってくる焦風はうなりを立てて激しさをました。坂の下から火魔を逃れてきたのだろうか。黒い塊りが無数に散り、全てが頂上に向っていた。

避難してくる生き残った人々の群とは反対に、焦土の中心に向かって進んでいった。もう家も家族も無事だとは信じ難かった。アスファルトが熱く灼げ、溶けた感触が焼けた靴底から伝わる。まるで、溶岩の上を歩くようだった。

黄金町に近づいた。

うわずった声がした。「あれをみろ！　人が燃えてるぞ！……」そんな風にきこえた。京浜急行黄金町駅の高架の上に、電車が二輌、赤く焼けていた。そのプラットホームから地上へ通じる階段は、二層を描いて地面へ降りていた。折り重なった死体であった。

そして上層は、すでに黒化していた。駅の高架下をくぐり抜けると堀割川があり、筏に組んだ材木が並んでいた。水面上に出ている部分は黒く焼けていた。その筏の合間をおびただしい死体が埋めつくして浮いていた。灼熱の地獄を水中に逃がれたに違いなかった。水面に浮いた部分は水の中ですら焼けて筏と区別がつき難いほどだった。信じられない光景だった。もう目を覆うこともなかった。「水の中で、人が焼けてる‼」そんなことを言ったように思う。

夕闇が迫っていた。

熱風が渦をまいて、駆け狂い、容赦なく、火と煙霧を舞い上げて行く手をはばんだ。煙に覆いつくされた空が重く垂れ下がり、市街の周囲から闇に溶け込みつつあった。市街地の上だけは余燼を反射して血のように赤黒い無気味な色に浮び上がっていた。「音」がきこえていた。聞いたことのない音だった。空が泣き、風が怒り、地は唸り、人は呻き、火が猛けり狂い、天と地と人と物と、果ては風と水までも焼きつくし、燃えつきた「音」だった。すべてが牙をむき、吼えたて、破壊しあう「音」だった。「戦争の音」だと思った。

同行していた級友たちも、いつか次々と別れていき、浦舟町にたどりついたときは、田村君と誰だったか、二―三人だったように思う。別れるとき、何といったか記憶にない。黒煙と猛火の余燼を残して、昭和二十年五月二十九日が暮れた。横浜市が焼滅した日だった。

やがて、黒い雨が降った。………

カイロス時間が成熟していく

世界に誇る日本の伝統芸能である能には「翁」という祝言曲があります。この翁のお面は老人です。歳を取った男、老人を親しみ敬って翁と呼びならわしたことから、能の翁は目出度い演目となっています。

平均寿命が短かった昔は、歳を重ねた人に対して世間は無条件に尊敬しました。敬老会というのもそこから始まっているわけですが、四人に一人が高齢者となった現在、介護の増加に伴って「歳を取ること」がマイナスイメージさえ持たれるような時代になっています。

たしかに高齢者介護の問題はいろいろな面で深刻な様相をみせており、人類が理想とした長寿社会がしだいに色あせてみえてきたと言えなくもありません。認知症、徘徊、寝たきり、孤独死などは誰しもが避けてとおりたい老後の姿です。しかし長寿そのものに価値がなく無意味なものとは誰も思わないでしょう。健康で長生きしたいというのはほとんどの人が望むところです。

健康長寿でいるためには、いくつかの条件があります。心身の健康はもちろんのことですが、社会的な存在感の自覚を持つことも大事な要件だと思います。たとえば何らかの日常的な活動をして、たとえそれがどんな小さなことであっても人や世間（社会）との接点をもっているということです。

「いや、自分は孤独が好きだ。世のため人のためなんて言うのはウサン臭いし、自分の性に合わない」と言う孤高の精神の持ち主もいます。いわゆる芸術家タイプの人で、それも一つの生き方ではありますが、孤高の詩人や哲学者でも人恋しいときはあるでしょう。時代におもねることを潔しとしない芸術家でも、心ある誰かに認めてほしい（つながりたい）という思いはあるはずです。

とにかくどんな人生観や哲学を信条とするにしても、何か生き甲斐のあることをし続けることが心身の健康を保つ秘訣です。若くなければ出来ないことがあるように、年をとらないと出来ないことや判らないことも多々あります。経験と智慧、思いやり、人生への深い洞察、悟りなどです。さらに伝統や文化の継承、家系・家訓の継承などのために古老が果たすべき役割は少なくありません。

人間としての生き方の基本を示し、伝えること。今まで懸命に生きてきたその事実、戦争の悲惨さを語り伝えることもその時代を生きた人の役目であり、とても大きな価値を含んでいると思います。古老は宝であり、「智慧」の宝庫なのです。

人に喜んでもらえるようなことは何もないと謙遜されるのなら「和顔愛語」だけでよいのです。人生の大先輩として和顔愛語で人に接するというだけで功徳をほどこしたことになります。能の翁というのはある意味、和顔愛語そのものを体現した存在だと思います。とにかく健康のままの長寿をわが身に体現するためには、「老いる」ことを積極的に楽しむ心境にならないといけないと、私は自分に言い聞かせています。

老いとは、芳醇なお酒のように、カイロス時間が成熟していくことにほかならず、若くしては決して味わいえない人生の醍醐味です。

日本文化の継承のために

老荘の研究者・高橋光司氏が現代人への警告として次の三点を挙げています。

一、利益というものを、人間の生き方の中心に置いた社会というものは、必ず破滅する。

二、世の中が乱れることの根本は、賢くなれといって頭のいいことを、人間たることの第一の価値として強調することである。

三、便利な生活というものを、最高の価値としてそれだけをひたすら追っかけると、冷酷非情な世の中になる。

これはまさしく現代社会の問題点を捉えた指摘だと思われます。

しかし悲観的な側面ばかりではなく、情報化社会は多くの問題をかかえながらも、想像を超える発達をとげてきました。人類の未来には、宇宙旅行の実現など多様な可能性があることも予測されています。そのために人類に求められるのは頭脳の知恵や技術だけでなく、人間が持つ叡知を広く活かすことだと思います。

その叡智は日本人的資質そのものです。

戦後、日本人的資質の特徴であった勤勉・謙虚・誠実・正直・親切心などの美徳の影が薄れていると感じます。日本へのオリンピック招聘活動のスピーチで「お・も・て・な・し」が高く評価されたことは、世界が「おもてなし」の心に共感したからだと思います。逆に言えば、テロの頻発、難民の増加、EU崩壊の危機などで世界情勢が混沌とするなかで、優しい「おもてなし」心が人類全体に求められているということでしょう。

海外から称賛されてきた日本人的資質は、四季ゆたかな自然風土の中で長年にわたって育まれてきたものです。この国に仏教が入ってからも本地垂迹説という仏教理論で八百万の神々とうまく融和してきました。明治維新には廃仏毀釈という嵐が吹き荒れ、神仏が明確に区別されたりもしましたが、もともと多神教の日本人の心には神も仏もさしたる違いはないのです。そういう大らかさが一神教の外国人には理解しがたいところがあるようですが、「一即多、多即一」という宇宙摂理を日本人は感覚的にそなえているように思います。

自然そのものを神とみる縄文時代以来の日本的風土に、聖徳太子の説いた「和」の精神が根付きました。世界でも類例のない日本文化は、地球が狭くなったグローバル社会のなかでも燦然とその価値を輝かせています。その証拠に、近年日本に観光に訪れる外国人の大半が、現代文明を取り込みつつ伝統文化を色濃く残した日本と日本人に、驚嘆と称賛の言葉を発し続けています。日本文化は人類全体においても希少な価値があるのです。

私たちはその価値と重みをしっかりと守り後世に伝えていかなければならないと思います。とくに古老の方々には、古きよき時代のものを孫やひ孫の世代に伝えることが役割であり、責務ではないでしょうか。

年をとったら誰しも体が硬くなってきます。毎日できるだけ身体を動かすことが大切ですが、案外忘れがちなのが「頭の体操」です。体を動かすだけではダメなのです。心身の健康の秘訣は、身体も頭も働かせることです。

日本文化の継承のためにも頭を十分に働かせて、古老の役割と責務をはたしてほしいものです。そして「愛」と「感謝」の心持ちで、スローライフを楽しんではいかがでしょうか。

人生の五計

これまで私は、病気の大きな要因はストレスであり、そのストレスは心の持ち方（考え方）

にあると繰り返し述べてきました。心の持ち方というのは、すなわち生き方ということにもなります。

「生きているかぎり健康で長生きしたいというなら、仕事はもとより毎日の暮らしの中で楽しく生きがいのあることをしましょう」

日頃、医師の立場で患者さんにそう言っている手前、私自身もそれを実践しなくては示しがつきません。

私は人生設計の指針として、「人生の五計」というのを手本としました。私が病気になってしまったら要病院はたちまち困ってしまうので、開業間もない頃、宋の朱新仲という人がつくったという「人生の五計」を強く意識するようになったのです。

◎人生の五計

①生計―人生いかに生きるべきか
②身計―いかに社会人として対処していくかという社会的価値観
③家計―いかに家庭を営んでいくか
④老計―いかに年をとるべきか

⑤死計――いかに死すべきかという死生観

生まれてから死ぬまで、五計がついて回ります。「究極、我々の人生は、この五計を出ない」とは、東洋思想、哲学界の碩学、安岡正篤先生の言葉です。

生きるためには先ず稼がなくてはならず、そのためには、よい仕事に就かないといけないというわけで、戦後、よい大学を出てよい会社に勤めれば人生安泰といった風潮から受験競争が激しくなりましたが、大企業も倒産する今日、この図式は必ずしも当てはまらなくなりました。第一、安泰な人生がイコール幸せとはかぎりません。

近年はとくに「生計」と「身計」のことで心を病み、うつ病になる人が増えています。大企業に就職できたまではよかったけれど、一年もしないうちに「こんなはずではなかった」と後悔したりするのは、若いころから「生計」を真剣に考えてこなかったからだともいえます。就職のミスマッチなどは往々にしてあることです。問題なのは「こんなはずではなかった」と気づいたときに、自分なりにどう対処するかです。人生の問題解決能力が試されているときです。

人生山あり谷あり。思わぬアクシデントや不幸な出来事が重なったとき、どう立ち直るか。

そういうことも含めての「生計・身計」なのです。

自分なりの価値観や理想、目的をもって仕事を選ぶことはもちろん重要なことですが、何か大きな試練に出会ったとき、それをどう乗り切るかによって人は成長していくものです。場合によっては、仕事・職場を変えることも人生を切り開く選択肢です。つまり、いかに生きるべきか（生計）というのは、この身を養うための仕事そのものではなく、生き方の哲学であり信念なのです。死生観の根っこともいえます。

私自身のことを振り返ってみると、新宮市の病院に外科医として勤めていたときにユング心理学の研究をしておられた隈寛二先生に誘われたことがきっかけとなり、心身医学から統合医療、そしてホリスティック医学の実践へと向かったのでした。職場は変わっても、すでに私のなかにあった「自然治癒力」というテーマは一貫していました。このテーマを追究することが医師としての私の生計（使命）だと思っていたのです。

やりがいのあるテーマが見つかるとおのずと自分なりの「生計」もはっきりしてきます。そして「生計」が決まれば、その他の四つの計もおのずと定まってくると思います。

どんな仕事にたずさわっていても、生計が定まっていれば、迷うことがあっても決断できます。「老後設計」という言葉がありますが、生計がしっかり定まらないことには「老計」

も「死計」も定まらないのが道理というものです。

「若いときの苦労は自ら買ってでもせよ」と昔の人はよく言いました。その苦労のなかでいかに「生計」を立てるかをしっかり学びなさいという親心の教訓です。

私たちの周囲には学ぶべき生き方の手本がたくさんありますが、老後も健康で長生きしている人は頭もしっかりしているというのが大きな特徴の一つです。実際お話を聞くと、若いころから生計をしっかり定めて充実した人生をおくってこられたことがよくわかります。つまり心身の健康は、生き方や死生観にも直結しているということです。

死を悠々と迎える死生観

ホリスティック医療に関わっていると、「生き方」と健康の間には深い関わりがあることを痛感します。生き方というのはその人の意識のあり様です。

目には見えない意識は波動(気)を発しています。生きている細胞にはすべて意識があり、たとえ距離が離れていても同じ種やほかの細胞にも瞬時に意思伝達ができるということが、量子物理学・波動医学などの研究からわかっています。

自分が相手に対してどういう意識（思い）をもって接しているかによって人間関係が微妙に変わったりするように、意識は自分自身の体（細胞）にも影響を及ぼしているわけです。

ちなみに、その場の雰囲気を読めない人のことを流行語でKY（空気が読めないの略）と言うそうですが、これはつまり、人が集まった処にはさまざまな意識が渦巻いているということを表しています。意識の渦がその時代の空気をつくっているとも言えるでしょう。

ところで、ヒトが老いを意識するのは何時ごろかというと、人によって様々ですが、会社勤めで定年退職が決まった人はだいたい六十五歳のようです。退職後に急に老け込んでしまう人が少なくないのは、生きがいや目標を喪失したからでしょう。その点、自営業の場合は、私も含めて生涯現役ではたらく人が多く、気も若い人が多いように思います。

私が子どもの頃には、六十五歳も過ぎたらご隠居さんという感じでしたが、いまは長い老齢期間の過ごし方がたいへん重要な問題になっています。先に述べたように、超高齢化に加えて核家族が多くなった今日、老々介護という深刻な問題をはじめ、終末期の延命治療（たとえば胃瘻など）の是非、安楽死と尊厳死の是非、高齢者離婚や破産といったさまざまな問題が山積して、長寿社会のイメージが灰色になっているからなおさらのことです。

「あんなにまでなって長生きしたくないなぁ。元気なうちにコロリと逝きたいよ」と、ほとんどの人がそう言います。では、ほんとうにコロリと逝きたいのかというと、なかなかそれも難しいことです。身近に死が迫ったとき焦りだす人が大半かと思います。

あの戦時中は、徴兵されたら嫌がうえでも死を覚悟して戦場に赴きました。誰も死にたいと思って戦場に行ったわけではありませんが、時代の状況が「死の覚悟」を強いたのです。強いられたにしろ、その覚悟なしに人は死の恐怖から逃れられないでしょう。いま私たちが、その覚悟を強いられることがない幸せな時代に生きていられるのも、戦争で犠牲になった貴い命のおかげと感謝にたえません。

そこで思うのですが、戦争の犠牲者たちのことを想えば、与えられたこの命は、天寿を全うすることを第一義としないといけないのではないでしょうか。天寿とは、「もうこちらに来てよいぞ」と天が命じるまで元気で長生きすることです。

元気で長生きするためには体だけでなく頭もよく使い、周りの人々に喜ばれ感謝されるような生き方をすることが大事です。そういう心がけの意識を持ってすごしていれば、おのずと「死生観」も定まってくると思うのです。

その死生観とは、「生き方・死に方」についての日ごろの心構えです。死を恐れずに、悠々と迎えることができるということも含まれます。せっかくこの世に「いのち」を授かったのです。この世を去るときには、生きてよかったと笑顔でアリガトウと言えるような生き方をしたいものです。

孤独死のお年寄りたちの訴えは……

「老いを嫌う間は、人間もまだ未熟だ」

これは安岡正篤先生の言葉ですが、まったく同感です。二十代には二十代、五十代には五十代の見方や考えがあり、七十、八十代になったらまたモノの見方・考え方は変わってきます。それを一言でいえば、心の深化ということでしょう。

お肌の手入ればかりを気にする女性においては、老いは人生の敗北のように感じる人もいるのかもしれません。女性の気持ちもわからないではありませんが、シワシワのおばあさんになっても気品と深みを漂わせた美しさは格別なものです。私の母は若くして亡くなったのでなおさらその思いが強いのかもしれませんが、老いることに誇りを持てることが本当の老いの心境であり、心の深化なのです。

老いるとは、単に年齢を重ねることではありません。経験を積み、思索を深め、人生を完成させてゆく、その努力の過程のなかで老いてゆくのです。これを「老計」といい、年を取ってボケるというのは、学問をしないからだと安岡先生は喝破しています。この点は、最近「物忘れ」が多くなったことを年の所為にしている自身を省みて、耳の痛い話です。

人は生きている間に無常観を抱くことがままあります。生きるということが決して生やさしいことではないと感じることもしばしばです。老いは、心が深化する人生の成熟期であるとはいえ、身体が不自由になってくると日常生活そのものが辛くなってきます。

とくに近年増え続けている独居老人の現状は身につまされます。老いの寂しさに耐え、日増しにつのる孤独と不安に慄きながらも、子供の負担になることを恐れる親としての心情、日々老いの現実に苛まれる老人の心の動き、それは胸の奥に深く隠されているものです。なんとか頑張っていこうという年寄りたちの気持ちは、日々の診療で痛いほどわかります。これは若い頃にはわかったつもりでもわからなかったことです。私自身が老境を迎えたから心底理解できることなのです。

今も忘れられない独り暮らしの八十路を超えた患者さんのこと思い出します。

足腰の痛みで受診もままならなかったその患者さんは、娘のところへ行きたいと想う一方で、娘の家庭に迷惑や負担をかけるのが辛いという気持ちの葛藤を、往診に行った私に訴えていました。「死にたい」と思い詰めて、初秋近い深夜に線路脇の防波堤に一人座っていたというのです。胸が痛みました。孤独の深さがひしひしと胸に迫り、涙が流れ言葉を失いました。よくぞ思い留まってくれたと……。

東日本大震災の直後には「絆」という言葉がさかんに言われましたが、やがて老人の孤独死のニュースがしばしば聞かれるようになりました。しかし孤独死は震災地域に限らず、いまや全国各地で似たような報道が流されています。

「人間は一人で死ぬことはできるが、一人で生きることはできない」

孤独死のお年寄りたちは、そのことを訴えています。お互いに声を掛け合い、顔を見合わせて、人として同じ思いで話を聞き、励まし合えたなら、一人で死ななかったかもしれないのです。

私は患者さんとのやりとりの中で、独り暮しのお年寄り達には、「寂しくなったときは何時でも話に来て下さい」と言って、心の中で祈ります。一緒にがんばりましょうと、手を握り合うこともしばしばです。近年、臨終の人を抱きしめて見送る「看取り士」という人も現れてそのボランティア組織もできていると聞きますが、それは寂しく死にゆく人が増えていることの反映でもあるのでしょう。

こうした現状から、末期患者のＱＯＬや癒しを主目的とするホスピス医療をする医師も増えつつありますが、もちろんＨＳＪでもホスピス的な対応を整えています。

お互いに手を触れ合う、手を握りあう、たったそれだけのことで患者さんと私の想いが言葉以上に伝わり合うのを感じます。その時に伝わるあたたかさ（手の温もりだけではない）こそがお互いの「魂」のあたたかさです。そのあたたかさを感じるとき、同じこの世で魂の旅をする道連れだと私には感じられるのです。どちらが先に逝くかはわかりません。しかしいつかは宇宙に帰るのです。

宇宙は魂のふるさと、生まれ故郷です。そこには同じ仲間の魂が無数に存在していて、お互いにつながっています。誰もがいつかはそこに帰っていくのです。

光から生まれた魂は無限の光りに戻っていく

自明のことですが、現代医学であれ、伝統医学であれ、「死」を考えずして医学を論じることはあり得ませんし、「死」を思わずして生命を語ることもありません。ところが私が医大生のときには「死を考察する」授業はありませんでしたし、それは今も同じです。現代医療の大きな欠陥はそこにあると私は考えています。私の在学当時、阪大医学部だけには「医学概論」の講座がありましたが、あくまでも概論であり、「死の考察」あるいは死生観といえる深い内容ではありませんでした。医大生が最初に学ぶ医学概論をもっと充実させるべきだと思うのです。

早く両親を失った私個人として、また一医師としても多くの「死」の臨終を経験してきました。「死」をどうとらえるかは人間にとっては真に重要な問題ですが、私はこの世での「死」とはあくまで肉体の死であって魂の死ではなく、霊魂不滅、あの世があることを信じるという立場で考えています。従って、肉体の死とは、魂があの世に戻るということであり、「あの世」は宇宙と一体であると思っています。それを信じるか信じないかはそれぞれ個人の問題です。それはそれでいいのです。

「肉体は魂の器」という言葉を繰り返してきました。端的に言えば、これが私の人間観であり、死生観であり、自然観、宇宙観に通じるものでもあります。

人体は百兆もの細胞からできていますが、その細胞のすべては、たったひとつの細胞から生まれてきました。そして身体の機能を維持するために百兆もの細胞が一秒間に数百万回分裂という作業を同時にしていると言われています。しかもそれぞれの細胞が、ほかのすべての細胞の役割を知って同調しているのです。なんという壮大な宇宙的営みでしょうか！

からだの中では常に細胞の死と再生が連続的に起こっています。例えば、血液の寿命についてみると、赤血球は凡そ百二十日ですが、白血球の顆粒球では二週間、リンパ球のうちT細胞はおおむね四～六カ月、B細胞は二～三日のものから五～七週のものまでさまざまです。血小板は十日間程度とされています。

同じように組織や細胞の死と再生が四六時中、体中で起きています。これが身体的な面での生命活動です。肉体は時々刻々変化しており、毎日死と再生が繰り返されているのです。それが生命の実態です。

波動（量子）物理学的な言い方をすれば、「生き物の仕組みは一種の量子のプロセスだった。細胞間のコミュニケーションなど、体内のあらゆるプロセスは、量子の変動によって引き金を引かれる」（リン・マクタガード『フィールド　響き合う生命・意識・宇宙』）、ということになるでしょう。

では心や魂のレベルでは死とはどのような定義がなされるのかが問題ですが、光から生まれた魂はそのふるさとである無限の光りの宇宙（ゼロ・ポイント・フィールド）に戻っていくのだろうと私は考えます。これを仏教では「不生不滅」と表現したのだと思います。気の遠くなる宇宙的時間（永遠性）からみれば、魂は生まれもせず・滅しもしない（不生不滅）、すなわち永遠なのです。

ラリー・ドッシーは『魂の再発見』のなかでこう言います。

「もしわれわれの心がこの普遍的な心の一部であるとしたら、われわれの心もまた普遍的な心と同じように時間と空間のなかで非局在的なものである。」

鼓動が聞こえるほどにシーンと静まった夜、自分の意識を内面に向けてみると、そこに誰かがいるような気がしませんか。その誰かこそが自我意識の本体である普遍的な心、仏教でいう真我（アートマン）であり、あるいはまた宇宙につながる光、宇宙と一体の魂（心）だと思います。

光から生まれた魂。その魂が光のペアを見つけ、ゼロフィールド（宇宙の場）へ、無限の光の根源に戻っていく。それが肉体の死であり、その旅のプロセスが私達の人生です。つまり、私たちは「生きている」のではなく、宇宙とつながる非局在的な魂によって「生かされて生きている」のです。

喪失体験のなかで悟る

現代社会は「死を封印」して考えなくなっている、とよく言われます。昔は家で看取るのがふつうでしたが、近年は病院で亡くなる人が大半で、身近に臨終の死を体験することも少なくなったせいもあるでしょう。しかし死を封印などできないことは誰もがわかっています。

私たちは親しい誰かの死に直面したとき、「喪」という問題を否応なしに考えさせられます。「喪」には、人の死を悼むという意味のほかに、失うという意味があります。そしてそこで気づくことが実は「絆とつながり」ということです。

故人の葬儀に続く一定の期間は故人に対する追悼の期間があり、「喪中」と言われます。故人との「つながり」の証しを再確認し、「絆」を意識し直す期間です。喪に服すその人々にとっては、個人の死によってそれまでに存在していた、現実的な次元での故人とのつながりや絆を失うということを心情的にも受け容れることを迫られます。いわゆる喪失体験です。深い喪失感のなかで故人との出会いなどを思い出すことで、人の縁や運命のふしぎさなどを改めて考えさせられます。

私たち医師は患者さんの病気が治ればお互いの関係はひとまずは終わります。患者さんの病気の治癒という結末で幕が引かれるのですが、それは一つの別れでもあります。

患者さんとの治療関係が終わることは、不幸な結果を除けば、通常は治癒という喜ばしい結果です。しかし患者さんとの触れ合いの記憶は私にとっては一種の喪失体験でもあります。あの人は、あの患者さんはどうしているかなどと思い出したりすることがよくあります。

患者の治癒を「喪」というとらえ方をすることについては、異論もあるかと思いますが、我々の生活というのは常に得るものがあれば、一方で失うものがあります。先にも述べたように、人体は常に「死と再生」の連鎖として生命活動を営んでおり、生きるということは、常に死ぬことと共在していることを考えないわけにはいきません。

「失う」（喪失）ことなしに「得る」ことはできず、亡びることなしには、在ることも考えられないのがこの世の現実です。病気が体の異常を教えているように、人生の喪失体験は魂の学びであるように思えます。人は喪失体験で魂の存在を悟らされるです。

「無い」ことを考えることなしには「有る」ことが考えられない。荘子は「両行」を生きると説きました。「両行」とは、「一切万物の矛盾と対立の相《すがた》は、矛盾と対立のまま、両《ふた》つながら行われていく。矛盾の同時存在である」と言っています。

実際、この世も人生も矛盾に満ちていますが、精神医学者の高野晶先生は「喪の仕事を通り抜けるごとに、人は情緒の深みを増していくことになる」と言っています。

社会の高齢化に伴い、親しい人々をはじめ、いろいろな人との別離の体験が身近に増えてきます。その時に思い起こされるのが、故人となった人々との「きずな」です。

夫や妻を亡くした人たちが、折に触れて故人の存在を感じ、見守りを感じながら、喜びや、悲しみを、あたかも生きているかのように故人に語りかけることはよくあることです。故人の持ち物を身近に置き、故人の生前の姿を思い出す、これも喪の営みです。

「あの友だちのことを、いま、こうして書くのは、あの友だちを忘れないためです。友だちを忘れるというのは、かなしいことです」（『星の王子さま』）

このように遺された人達が、日々の「生」の営みの中に、なお故人を身近な存在として思いを新たにしています。両親と早く死別した私も朝夕、仏壇の前で手を合わせ、お盆や命日には墓参りもします。古い色褪せた写真を見たり、また折々の節目に、その時々の出来事を何くれとなく、亡き両親に報告したりします。

東日本大震災の被災者の多くの方はいまも「喪」が続いていています。祈りが続く日々、祈らざるをえない日々のなかで暮らしておられます。そうした多くの人々の喪失感を想うと、身内の死を悲しんでばかりはいられません。

人は誰しも喪失体験を重ねながら情緒の深みを増していき、この世とあの世のつながり、永遠の魂の営みを教えられているのではないでしょうか。

「ホリスティックな健康社会」の創生へ

「百匹目の猿現象」というのはよく知られています。

宮崎県串間市・幸島の一匹の猿が芋を洗い始めると、それを他の猿が真似をし始め、群れ全体に広がっていった。その頃、時を同じくして大分の高崎山の猿にも芋洗いの行動が始まった、というものです。

この現象を、ライアル・ワトソンが著者『生命潮流』で「百匹目の猿現象」と名付けて発表して大きな話題になりました。その後、イギリスの科学者ルパート・シェルドレイクが「形態形成共鳴論」という論文で科学的に解説しました。

これは「共時性」（共時現象）というものですが、最近になって「百匹目の猿現象」と思われる現象が世界に広まりつつあります。それは地球温暖化に関する話題やその対応策、改善運動などが、毎日のように語られ、報じられるようになってきたということです。人類の意識が共時性をもったことで、こうした動きになったのは大変喜ばしいことです。

しかしその一方では、なおも貧富の格差が益々拡大し、破壊が進んでいます。鳥インフルエンザをはじめ未知の感染症の地球規模の流行が危惧されています。国境での地域紛争やテロの頻発もおさまらず、人類の未来に大きな影を落としています。

こうした地球規模の現象を前にすると、人間一人ができることなど知れていると悲観的に考えて心空しくなりがちです。でも、そういう人の意識が広がれば地球環境はますます悪化の一途をたどるでしょう。

「明日死ぬとわかっていても林檎の木を植える」

誰が言ったのか知りませんが、有名な言葉です。

これは私心《エゴ》をすてた究極の祈りであり、こういう考え方に私は大いに共鳴します。こういう精神、死生観をもつ人々が一人でも多くなれば自然環境はよりよくなり、地球の未来も明るいでしょう。

これまで繰り返し述べてきたように、意識というのは時空をこえた波動として広がります。当然、ひとりひとりの感謝をこめた祈りが大きなエネルギーとなって世界に共鳴し、共時的に広がり、地球上の楽園回復につながると私は信じています。

スピリチュアルな樹木を自分の魂のなかに植えましょう。

私心をこえた高い意識（霊性）は宇宙の摂理にかなったものですから、摂理にかなった理念は必ず実現するものです。それが「霊性」の力です。大変革の後に来る次の時代は「霊性の時代」であり、統合医療はやがてホリスティックという言葉の意味そのままに、ホリスティックな医学の時代へと転換していくものと信じます。その時にホリスティックな健康社会が実現するでしょう。

私の老計として、この「ホリスティックな健康に溢れた社会」を創生していくために、ご縁のある皆様と共に歩めたらこの上なく幸せです。

■主な参考図書

星の王子さま　サン・テグジュペリ　河野万里子訳　新潮文庫
バイブレーショナル・メディスン　リチャード・ガーバー　上野圭一監訳　真鍋太史郎訳　日本教文社
祈る心は、治る力　ラリー・ドッシー　大塚晃志郎訳　日本教文社
魂の再発見　ラリー・ドッシー　上野圭一・井上哲彰訳　春秋社
フィールド　響き合う生命・意識・宇宙　リン・マクタガード　野中浩一訳　河出書房新社
叡智の海　アーヴィン・ラズロ　吉田三知世訳　日本教文社
癒す心、治る力　アンドルー・ワイル　上野圭一訳　角川文庫
よみがえる千島学説　忰山紀一　なずなワールド（1998年復刻初版）
ミトコンドリア・ミステリー　林純一　講談社
空海「性霊集」抄・ほか　ビギナーズ　日本の思想　角川ソフィア文庫

あとがき

ホリスティック・スペース・ジャパンは三年半経過して、私が想像していた以上に順調な歩みをみせていますが、まだヨチヨチ歩きの夢見る幼子であることに変わりありません。生みの親としてああしたい、こうしたいという夢や希望、課題はたくさんあります。日々考えること、やらなくてはいけないことが山積しています。

昔ならとっくにご隠居さんと言われる年になっても、こうした大きな課題と使命を与えられて生かされているのは実にありがたいことだと思います。もし私がＨＳＪの設立を途中で諦めたりしていたらと思うとぞっとします。

繰り返すようですが、夢や希望があるかぎり人生に賞味期限はなく、「歳月を重ねただけで、人は老いない」のです。そうは言っても、どれほど健康な人であっても、魂の器である肉体はいずれ壊れます。いつかそのときが来ることを日頃から覚悟しておく必要があります。

八十五歳になった私は、その覚悟はできているつもりですし、死を恐れてもいません。魂の永遠性を信じているからです。しかしまだ死にたくないと思っているのも事実です。なぜなら、まだやらなくてはいけないことが山積しているからです。その第一は何と言っても、ホリスティック医療の推進と普及です。

そのためにも今後、量子科学、波動医学がどのように進化していくのかといった深い関心があります。ただし科学がどれほど発展しても、星の王子さまのように、「心で見なくてはよく見えない」ということはつねに肝に銘じておく必要があるでしょう。

いのちという宇宙とともに、大宇宙への興味も尽きません。人類の火星移住計画はいつごろ実現するのだろうかという好奇心がある一方で、この地球環境は今世紀中まで持ちこたえられるのだろうかという悲観的観測もなくはありません。混沌とした今の世界情勢を想うとつい悲観的になりがちです。しかし悲観的な波動が増せばますほど、そのマイナス波動はあなた自身を傷つけ、周りにも悪影響を及ぼすということを覚えておきましょう。

何事も楽観的楽観的に、自分のためだけでなく誰かのためにも祈りましょう。魂の深い祈りはかならず実現する、というのが宇宙の摂理です。それを信じる信じないは、あなた自身の宇宙意識にかかっています。

初冬の月の美しい夜に

帯津　良一

ＨＳＪ　ホリスティック・スペース・ジャパン
〒649-5171 和歌山県東牟婁郡太地町太地1426番地
TEL：0735-59-6300㈹　FAX：0735-59-6302
ホームページ：http://www.holistic-space.jp

手のひらの宇宙ＢＯＯＫｓ® 第11号

祈る医師　祈らない医師

ホリスティック医療の明日へ

2017年2月15日　初版第1刷

著　者　要　明雄
発行者　平野智照
発行所　㈲あうん社
〒669-4124 丹波市春日町野上野21
TEL(0795)70-3232（FAX70-3200）
URL http://ahumsha.com
Email:ahum@peace.ocn.ne.jp

制作● ㈱丹波新聞社
印刷・製本所● ㈱遊文舎

ISBN978-4-908115-10-3　C0095
＊定価はカバーに表示しています。